研修医

当直御法度

ピットフォールとエッセンシャルズ

寺澤秀一＋林　寛之＝著

第7版

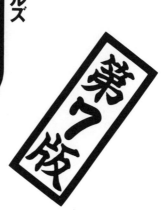

三輪書店

正誤表

このたびは『研修医当直御法度　第7版―ピットフォールとエッセンシャルズ』をご購入いただきまして誠にありがとうございます．本書第1刷（2022年10月10日発行）に以下の誤りがありましたので，ここに訂正し，謹んでお詫び申し上げます．

2023年5月22日
株式会社三輪書店

訂正箇所	誤	正
p.7 御触書	末血の好中球＜10,000	末血の好中球＞10,000
p.33 One Point Advice 下から4行目	10%食塩水 10mL を 6 管混注	10%食塩水 20mL を 6 管混注
p.111 上から12行目	■化学療法薬の臓器障害（心肺系に影響する薬剤を◯マーク）	■心肺系に影響する薬剤を◯マークする
p.111 上から17行目～19行目	・ベバシズマブ（アバスチン®），トラスツズマブ（ハーセプチン®），イマチニブ（グリベック®），ソラフェニブ（ネクサバール®），スニチニブ（スーテント®）	・イピリムマブ（ヤーボイ®），トレメリムマブ（イジュド®），ペムブロリズマブ（キイトルーダ®），ニボルマブ（オプジーボ®），セミプリマブ（リブタヨ®），アテゾリズマブ（テセントリク®），アベルマブ（バベンチオ®），デュルバルマブ（イミフィンジ®）
和文索引	アバスチン®，スーテント®，イマチニブ，グリベック®，ネクサバール®，スニチニブ，トラスツズマブ，ハーセプチン®，ベバシズマブ	和文索引より削除
p.111 上から21行目	・心筋炎：頻度は低いが致命的となるので要注意	削除

740-1刷

第7版の序文にかえて

　1996年に最初の「御法度」が出てから，早いもので25年が経ちました．最初のころの読者諸君は，いまではもうすっかり立派になって，中には指導医として若手の教育に携わっている方もおられるでしょう．うちの病院では研修に歴代の赤本を使っています，と言っていただくことも多く，著者冥利に尽きると思っています．

　不思議なのは，3～5年ごとの改訂のときに，何かしら手を入れたくなる箇所があることです．浜の真砂は尽きるとも，世に盗人の種は尽きまじ，と大見得を切ったという石川五右衛門の真似をして，赤本に改訂の種は尽きまじ，とつぶやいています．

　ですから，今回も事例の差し替えを行っています．というか，やり始めると凝るタイプなので，症例はほとんど入れ替えました．

　改訂にあたっては，ほかの本やインターネット上で得られる情報はできるだけ避け，間違いやすいポイントに絞り，現場でのリスク回避ができるようにとの視点で書きました．

　また今回は同時発売となる研修医当直御法度百例帖 第3版（青本）をも読まれる方のために，関連する箇所に（青本リンク Case ○）という記載を入れました．同様に青本には（赤本リンク ○章）という記載を入れました．理解を深めるのに役立ちましたら幸いです．

　私ごとになりますが，「研修医当直御法度」の初版から改訂3版までは救急医療を主なフィールドにしていました．そこに医学教育が加わり，総合診療と地域医療に軸足を移したのは第4版から第5版のころ．赤本が版を重ねるのとともに自分の経験も重ね，広げてきました．いまは予防医学に取り組み始めています．ですが，振り返ってみて思うのは，領域というのはあくまで一つの看板に過ぎない，ということ．医の世界はひと続きのものなのです．

　これから医療の大海原に漕ぎ出だす皆さんも，久しぶりにこの赤本を手に取ったOB・OGも，どうかそのことを心のどこかにとめておいてください．

　今回も三輪書店の小林美智様には多くのわがままをきいていただきました．また価格の折り合いについては，今回も青山智社長に寛容にご対応いただきました．心より感謝申し上げます．

　　2022（令和4）年　初秋

寺澤秀一

第6版の序

　拙書の初版から20年が経ちました．第6版までくることができましたのは，ERに受診する患者さんやご家族のことを真剣に考える医療職の方々のご支援によるもので，深謝にたえません．

　現在，火曜日に小規模の病院，水曜日に小さな診療所，そして木曜日に大学病院の総合診療部の外来で，医学生さんや研修医の先生方と診療をしています．3つの施設で，今，医師人生で最もいい研修ができていると感じます．同じくらいの年齢の方が同じ主訴で受診されても，患者さんやご家族から期待されていることが3つの施設で異なるのです．その期待に応える診療はなかなか難しいものですが，時々，患者さんやご家族から褒められることがあり，それが診療を続ける原動力となっています．医師を元気にしてくれるのは，やはり患者さんやそのご家族です．

　また，これまで応援してきた医師たちが最近，救急や総合内科領域のすばらしい本を出版したり，彼らが各地で後進を育てて仲間を増やしたり，臨床研究にも尽力する姿を見たりする機会が増えました．それが教育を続ける原動力となっています．先輩医師を元気にしてくれるのは後輩医師たちです．

　さらに，県内外に出かけて，研修医の先生のERでの冷や汗事例やつまずき事例をゆっくり優しく振り返り，教訓を共有するフィードバック会もしています．彼らが目を輝かせて聴いてくれるのが，今，自分が元気に生きる原動力になっています．高齢医師を元気にしてくれるのは若い研修医の先生方です．

　今回は，これまで第2章で頭痛・めまいとして一緒に記載していたものを，頭痛（第2章），めまい（第5章）と分けて記載し，失神・痙攣も大幅に書き変えてみました．その他，講演やカンファランスで好評だったものを各章に追記させていただきました．また，いくつかの章で最初の提示症例を変えさせていただき，かなり大幅な改訂になりました．ご批判いただけましたら幸いです．

　今回も的確なアドバイスをいただき，短期間に多くのわがままを聴いてくださった担当の小林美智氏に，そして紙面が増えても相変わらず値段を据え置いてくださった三輪書店さんに心から感謝の意を表します．

　　　2016年6月

　　　　　　　　　　　　　　　　　　　　　　　　寺沢秀一

第 5 版の序

　事故が起きた原子力発電所で働く作業員のために設置された救急医療の前線基地は，自衛隊の前線基地でもありました．自衛隊の方々とのミーティングのために彼らの部屋に入ろうとした時，入り口近くの掲示物を見て立ち尽くしました．防衛大学の第 1 回の卒業式（昭和 32 年 2 月）における吉田茂首相の訓示でした．「諸君が脚光を浴びるのは国民が大災害などで困窮している時なのだから，表舞台に立たない日陰者として終わることが国民にとって幸せなことなので，…非難，誹謗で終わる一生になるかもしれないが，どうか耐えていただきたい」という趣旨でした．内容もさることながら，災害の現場に出動している前線基地に，これが貼られていることに衝撃を受けました．ともすれば自己顕示欲に溺れがちなわれわれ医療職にも当てはまることで，筆者には戒めにも感じました．医療職が脚光を浴びる時は必ず不幸な患者さんやご家族がいるということを忘れてはならないのです．自衛隊のこのような姿勢に，われわれ医療職が知識，技術の研鑽にばかり目を奪われ，医療職として最も大事な「心や姿勢」の教育を怠ってきたことを突きつけられた気がして，しばらく動けず，何回も読み返していました．

　災害の現場では，ハイテク機器は役に立たず，話をよく聴き，限られた資機材や物資で知恵を絞る総合判断力が要求されました．そして，癒しの「心や姿勢」こそが最も重要で，そこに医療の原点があることを，今回の災害で再認識された方々は少なくないはずです．これらが今後，医療の現場教育に生かされることを願ってやみません．

　今回は，新たに「頸部痛，腰痛，股関節痛」の章や，謝罪の仕方（One Point Lesson）などを加えました．また抗菌薬や心肺蘇生のガイドラインをリニューアルし，婦人科腹痛などにも加筆し，文献も最新版に改めました．紙面が増え，二色刷りにしていただいたにもかかわらず，値段をそのままにしていただいた三輪書店さん，担当の小林美智さんに感謝申し上げます．拙書は皆さんのご支援のおかげで，昨年，韓国版も出版されました．紙面をお借りして御礼を申し上げます．

　2012 年 2 月

寺沢秀一

第4版の序

　拙著の初版出版から10年が過ぎ，第4版にまでに至ったことは多くの方々のご支援によるもので，深謝にたえません．この10年のうちに，北米のER型救急が見直されるに至ったこともわれわれの大きな喜びです．

　近年，ER型救急体制の確立に取り組む施設が増えているのには，大きく2つの理由があると思われます．第一に，救急初期診療において医事紛争が起こりはじめたことが挙げられます．もはや各科専門医による当直体制では，現在のわが国において求められる初期診療の質の維持が困難になったといえます．第二に，卒後臨床研修必修化における救急研修は，一次から三次救急までのすべてを受け入れるERにおいてこそ，その目的が達成できることが挙げられます．日本救急医学会においても，数年前にER検討特別委員会が発足し，昨年，日本におけるER型救急医養成のモデルカリキュラムが提示されるに至りました．

　しかし，わが国においてER型救急体制がうまくいくためには，まだまだ多くの試練があるはずです．当分はあちこちの施設で初代のER型（ソロ）救急医がどんどん現れては消えていくでしょう．初代のER型（ソロ）救急医がソロで終わらないために重要なことが，施設側にもER型救急医として働きはじめる医師にも理解されているとは言いがたいからです．

　施設側には，各科の専門医のバックアップなしにER型救急医は生き延びることができないことを理解していただかなくてはなりません．ER型救急医を生かすも殺すも各科の専門医の先生方の姿勢にかかっているのです．一方，ER型救急医として働きはじめる医師は，各科の専門医師団にはもちろんのこと，わが国の主流をなしてきた（日本型）救命救急医師団にも敬意を払わなくてはなりませんし，総合診療部の医師団との連携を図るべく，より良い人間関係の構築に努力しなくてはなりません．総合診療医（家庭医，総合内科医），ER型救急医，救命救急医が有機的に連動して，初めてわが国の救急医療の発展が望めると確信しています．

　今回の改訂では，ガイドライン2005年に沿っての手直し，「高齢者の救急」，「皮膚，軟部組織の救急」を追加，必読文献や参考文献の見直しをさせていただきました．わが国のERで，「防ぎえた死」を一人でも減らすための診療，教育に，拙著が少しでもお役に立てましたら幸いです．

　　　　　2007年2月

　　　　　　　　　　　　　　　　　　　　　　　　　寺沢秀一

第3版の序

　私は2年前から福井医科大学で北米型救急の体制づくりに挑戦する機会をいただきました．教授職を拝命しましてからも月5, 6回のペースで（1年次研修医の先生方とマンツーマンで）ERの当直をして，一次救急から三次救急までの初期診療をしております．将来の夢は総合診療部と救急部が同じチームとして働き，その中で家庭医学専門医，総合内科専門医，北米型救急専門医，日本型救急専門医の4つの卒後教育プログラムをつくることです．

　北米型救急体制の施設が少しずつ増え，同時に北米型救急専門医を志す若い医師の方々がメールをくださったり，実際に訪ねてくださるようになりました．また日本型救急体制が定着しなかった施設で北米型救急体制に関心を持ち始めているところもあるようです．今後の日本の救急医療の進むべき方向が見えてきているように思います．すなわち今後，日本型救急がこれまで培ってきたものを温存しながら，北米型救急をうまく取り込んで，これら2つを有機的に連動させれば，日本の救急医療が直面している諸問題（救急診療レベルの地域格差，卒後臨床研修必修化における教育，救急専門医の後継者不足など）の解決につながると確信しています．

　多くの方々のご支援のおかげで第3版が出せることになりました．この紙面をお借りして心から御礼を申し上げます．今回の改訂は心肺蘇生のガイドライン2000に沿っていくつかの手直しをさせていただきました．また妊婦への投薬をより詳しくし，新たに小児への投薬量を追加しました．この本のおかげでいろいろな方々と知り合うことができ，日本の救急医療について真摯に語り合う機会を多くもつことができました．最初にこの本の出版を企画していただいた三輪敏社長に重ねて感謝の意を表します．

　今後ともこの拙著にご意見，ご批判を賜りますようお願い申し上げます．

　　2002年1月

寺沢秀一

第 2 版の序

　私どものような無名の医師が書いた本にもかかわらず，多くの方々に読んでいただいたおかげで，改訂版が出せることになりました．読者の方々からのお便りをいただき，救急診療や研修医の救急の現場での教育について意見交換ができましたことは，私どもの大きな喜びです．対象とさせていただいた研修医の先生や救急室で働くナース，救命士の方々だけでなく，各科のベテランの専門の先生方にも読んでいただいたことを知り，大きな驚きとともに戸惑いをも感じました．あらためて日本の救急医学が長年積み残してきたものの大きさを再認識させられています．すなわち，重篤な患者の（救命救急，三次救急）診療にのみ重きをおき，重篤になりうる患者を初期の段階で見つけ，重篤にしない「真の救急診療」の教育を怠ってきたことです．本書が「真の救急診療」の現場で役立てられ，重篤な救急患者が軽症に見える初期に一人でも多く見つけだされるならば，我々のこの上ない喜びです．

　本書を研修医の先生方の救急勉強会に使用しておられるというお便りもいただきましたので，今回，各章の最後に参考文献を追加しました．動悸・不整脈（8 章）や眼科の救急（29 章）などいくつかの章に手を加え，新たにコンパートメント症候群（36 章），X 線検査・画像診断（44 章）の 2 章を追加しました．また，新たに 10 項目の One Point Lesson を追加し，「救急裏技伝授」，「知らぬは打ち首獄門の刑なり！」としていくつかのアドバイスも挿入しました．診療現場で活用しやすいように，最後に索引もつけました．

　いろいろ追加して紙面が増えても価格を上げないで欲しいという私どもの無理な願いを快く聞き入れて下さった三輪敏社長に，そして初版から今回の改訂版まで御苦労をおかけした担当の宮内秀樹氏に心から感謝の意を表します．

　　1999 年 1 月

　　　　　　　　　　　　　　　　　　　　　　　　　　寺沢秀一

第 1 版の序

　われわれ三人は，カゼの子どもから心肺停止患者まで入り乱れて受診する公立総合病院の救急室で，卒後 1〜2 年の研修医とともに日夜診療している救急外来専従医です．仕事の内容は主に救急外来での初期診療で，研修医の指導，監督，教育にあたりながら，必要な場合は各科の専門医師にコンサルテーションするというものです．

　わが国のほとんどの病院では卒後 1〜2 年の研修医が数日のオリエンテーションの後，しっかりした教育，監督のないまま救急外来で診療しはじめます．各科専門医師は当直の日がくると『いつでも呼べばいいよ』と研修医にいいながら当直室に入ってしまい，ほとんど救急室には近づかないのが普通です．研修医はどこまで自分でやり，どこから先は専門医師を呼べばいいのかわからないまま働くのです．軽い患者で起こせば『こんな軽いもので起こすな』と叱られ，呼ぶのが遅いと『どうしてもっと早く呼ばなかったのか』と叱られる毎日です．研修医の救急診療は文字どおり暗中模索です．こうした研修医の方々のために，われわれがいつも自分たちの病院の研修医に教えていることをこの小冊子にまとめてみました．いわゆるテキストではありません．研修医のための虎の巻のようなものです．研修医がよくやるミスを事例で紹介し，救急診療におけるピットフォールとそれを回避するために重要なことに絞ってまとめました．医学的ではなくても，医療過誤を減らすために重要と思われることも加えました．また，救急室で働くナースの方々や救命士の方々が読んでもわかるように書いたつもりです．

　この小冊子が，救急の患者さんのために日夜働く全国の研修医の方々，救急室で働くナースの方々，救命士の方々のお役に立てば幸いです．

　　　1996 年 3 月

寺沢秀一

目　次

提示症例＆診断名リスト

提示症例	診断名
1 意識障害	リチウム中毒
2 意識障害，発熱	ヘルペス脳炎
3 頭痛（クモ膜下出血）	脳静脈洞血栓症
4 脳血管障害	皮質下脳出血
5 めまい	大動脈解離＋心タンポナーデ
6 一過性意識消失（失神・痙攣）	先天性QT延長症候群
7 精神症状患者の救急	原発性副腎不全
8 胸痛（急性冠症候群：ACS）	冠動脈解離による急性冠症候群
9 高血圧救急（急性大動脈症候群）	急性大動脈症候群（大動脈壁内血腫）
10 心不全	左心不全（肺水腫，心臓喘息）
11 動悸（不整脈）	甲状腺機能亢進症
12 呼吸困難（肺塞栓症）	慢性血栓塞栓性肺高血圧症
13 ショック	副腎クリーゼ
14 気管支喘息・COPD	COPD＋緊張性気胸
15 アナフィラキシー	造影剤によるアナフィラキシーショック
16 耳鼻咽喉科の救急	急性喉頭蓋炎
17 腹痛・嘔吐	腹腔動脈解離
18 泌尿器科の救急	精索捻転
19 婦人科の救急	異所性妊娠破裂
20 妊婦の救急	妊娠33週，下肢深部静脈血栓症，肺塞栓症
21 消化管出血	鼠径ヘルニア嵌頓
22 肝不全・腎不全	肝性脳症＋特発性細菌性腹膜炎
23 内分泌疾患の救急	甲状腺クリーゼ
24 発熱・敗血症	発熱性好中球減少症，緑膿菌の敗血症
25 悪性腫瘍患者の救急	粘液水腫クリーゼ（免疫チェックポイント阻害薬の副作用）
26 頸部・背部・腰部・関節	脊髄硬膜外膿瘍
27 眼科の救急	原発閉塞隅角緑内障
28 皮膚・軟部組織の救急	帯状疱疹ウイルス性髄膜脳炎
29 小児の救急	腸重積
30 高齢者の救急	右上葉肺炎による転倒，鼻骨骨折

提示症例	診断名
31 薬の副作用・ポリファーマシーの救急	高マグネシウム血症
32 アルコール患者の救急	泥酔＋急性心筋梗塞
33 中毒・異物	（殺虫剤）有機リン中毒
34 熱中症	急性運動性横紋筋融解
35 低体温・溺水	脳梗塞，偶発性低体温症
36 画像診断	多発外傷 CT における肺癌陰影の見逃し
37 頭部外傷	急性硬膜下血腫＋脾臓破裂
38 顔面・頸部・脊椎（髄）外傷	眼窩吹き抜け骨折
39 胸部外傷	外傷性緊張性気胸
40 腹部外傷	外傷性腹腔内出血
41 骨盤骨折	不安定骨盤骨折
42 四肢外傷	ストークス・アダムス症候群＋脊椎圧迫骨折
43 コンパートメント症候群	コンパートメント症候群
44 小児外傷	小児虐待症候群
45 創傷処置	頭部外傷＋破傷風
46 動物咬傷	犬咬傷＋OPSI
47 熱傷・凍傷	気道熱傷
48 ACLS（二次救命処置）	死戦期呼吸
49 APLS（小児心肺蘇生）	乳児心肺停止
50 外傷二次救命処置	急性硬膜下血腫＋脾損傷

One Point Advice

救急研修の具体的な目標

1. **重篤な患者の初期対応ができる**
   例；心肺停止，多発外傷，ショック，緊張性気胸

2. **一見軽症の中から重篤な急病，外傷の患者を選び出せる**
   例；くも膜下出血，大動脈解離，急性喉頭蓋炎

3. **慢性疾患患者の悪化を早期発見，予防できる**
   例；慢性心不全患者の上気道炎，COPD 患者の肋骨骨折

4. **ありふれた急病，外傷の初期対応ができる**
   例；骨折，創処理，急性虫垂炎

5. **適切なタイミングで最適な専門医にバトンタッチができる**

6. **夜間に受診する患者，家族の不安に傾聴，共感できる**
   例；不眠，高血圧，耳鼻の異物，小児の発熱

7. **死にいく患者，家族の悲嘆に共感できる**
   例；愛する家族の死を受け入れられない遺族の対応

8. **院内外の他の職種と協調できる**
   例；上級医，看護師，コ・メディカル，他院の職員，警察官

9. **後輩の教育に意欲的に取り組む**
   例；医学生，看護学生，救急救命士の教育

10. **プレホスピタルケアの体制を理解する**
    例；救急隊の力量，救急救命士への指示，MC 体制

〔北川喜己先生 第 2 回日本救急医学会中部地方会発表より改変〕

研修医当直心得

1. 救急室は『夜の病院の顔』である．研修医であっても，患者さん
   にとってはその病院の医師としか映らない．自分の言動がその病
   院の評判になることを忘れるな
   ① 『何でこんなことくらいで夜に来たの？』は禁句！
      軽症患者にいつもつらく当たっていると，手遅れの受診患
      者が増える．
      救急室で軽症患者も診療するのは，真の救急患者が早目に
      受診しやすい救急室にするためだと悟れ！
   ② 忙しく，眠く，空腹で，トイレに行けず，腹が立っても患者
      には八つ当たりするな！
      大きなトラブルや誤診は患者に腹を立てながら診療したと
      きに起きている．腹立ちを隠してこそプロなのだ！
   ③ 他の医療施設での治療を患者や家族の前では非難するな．
      決して『頼りになる医者』などと思われない．せいぜい，
      『イヤミな医者』ぐらいにしか思われない．
   ④ 自分の電話応対がその病院の応対として評価される．
      特に消防署（指令室）との電話での会話は録音されている
      ことを忘れるな！

2. 救急診療は Advanced Triage（受診患者を以下の4群に区別する
   こと）である

   > A-1群：ただちに上級医師に連絡し，同時に自分のできるこ
   >   とを始める
   >
   > A-2群：ただちに自分のできることを開始して，必要なこと
   >   がそろったら上級医師を呼ぶ（要入院）

B-1群：苦痛を取り除き，1〜2日以内に専門医外来に受診して
　　　　もらう（要通院）
B-2群：自分の判断でその場限りの説明や投薬で帰宅させれ
　　　　ばよい．もし，症状が軽快しないときや悪化した場
　　　　合は専門医外来へ受診するようアドバイス

① A群の患者がいつも救急車で受診するとは限らない．待
　　合室でも心肺停止あり．

　　　救急車で受診した患者がいつも真の救急とは限らない
　　ように，自家用車，タクシーで受診した患者がいつも
　　軽症とは限らない．

　　　待合室に到着した時点から病院の責任，すなわち，救
　　急室担当医師の責任である．トリアージは受付事務
　　員，守衛，看護師と医師との連携プレーである．

　　　週末など待合室が混み出したら看護師と相談して，一
　　定の待ち時間を超えたら，遠慮せず上級医師に応援を
　　依頼する．

② 正確な診断をつけることにこだわるな！　正確にトリ
　　アージすることが任務である．

　　　特にB群に正確な最終診断をつけようとして，時間を
　　費やしたり，よけいな検査をしてはならない．必ずA
　　群の診療に悪影響が出る．

　　　A群に属する緊急性の高い疾患や外傷が否定できれ
　　ば，救急診療における責任は果たせたのである．最終
　　診断は翌日の専門医外来に任せればよい．

3．救急室でトラブルになりやすい患者（HRP：High Risk Pa-
　　tients）を認識すること

　　　HRPでは小さなトラブルも大きなトラブルになる．接遇，
　　診療に特別な配慮が必要．

　　① 本人，あるいは家族が暴力団関係者．

　　② アルコール泥酔患者（自分が診療拒否したことを覚えて

いない).

③ 受付, 待合室ですでに腹を立てている患者, 長く待たされた患者 (受付事務員, 看護師との連携プレーですばやく察知する).

④ 一人っ子～過保護児 (本人に問診してもすべて母親が答える場合).

⑤ 交通事故, ケンカで未成年者が一人で受診した場合 (家族が来るまでは帰さない, 家族が来れないなら帰す前に親に電話で説明する).

⑥ 本人, 家族, 親戚に医療過誤経験者がいる場合.

⑦ 権利意識の強い患者 (その病院の管理職の医師に長年診てもらっている患者, 企業の管理職, 金持ち, マスメディア関係者, 有名人).

⑧ 他の医療施設の職員 (問診に答えるとき, 無意識に医学用語が混じる).

⑨ 軽い症状で頻繁に救急受診する患者 (極端に権利意識が強いか, 極端に神経質, いわゆる常識が通じない).

⑩ 未成年者だけの受診

4. 救急診療は医療過誤が患者側にはっきりわかるところであることを忘れるな

研修医のミスを指導医が肩代わりしてくれることなどない.

裁判になれば研修医として裁かれるのではなく, 一人の医師として裁かれる.

救急診療における医療過誤防止対策に強くなれ.

① 患者さんと家族への説明は過剰なくらい親切にすべし.
患者の傍で椅子に座って説明するのが信頼されるコツ.
枕, 毛布などの気配りをしてあげるのもよい.

医療ミス自体に腹を立てて裁判が起きていることは少ない. 医療ミスの前後における医療人の言動, 対応に腹を立てて訴えていることが多い.

② 救急室から帰されること =『何ともない』ではないこと

を説明し，翌日専門の外来へ受診するよう優しくアドバイスする．メモを渡せば完璧．

例
> ○月○日（○曜）＿＿＿＿＿＿外来へ受診
> 受付時間　午前 8：30〜午前 11：00
> 　　　　　　救急外来＿＿＿＿＿医師　○月○日（○曜）

③ 帰宅させるときの説明，アドバイスはカルテにも記載しておく．

④ HRP は不満そうな意思表示があったら一年次研修医一人の判断で帰さない．

⑤ 迷ったら，深夜でもコンサルテーションする！

研修医による医療過誤の大半は深夜〜明け方だったため，上級医師へのコンサルテーションを遠慮したときに起きている．『なんでこれくらいで夜中に起こすんだ』と叱られるのと，『どうしてすぐ起こさなかったんだ！』と叱られるのではまったく意味が違う．前者は安眠を中断されて八つ当たりしているだけ．後者は医療ミスをしたことに対しての叱責である．前者はスミマセンで済むが，後者はスミマセンでは済まない一大事である．

当直している上級医師は研修医より高い当直料金をもらっていることを忘れるな．迷ったらどんどん起こせばいい．すべて患者さんのためだ！

⑥ 交通事故，ケンカの患者では一年次研修医だけでは救急室で診断書を書かない．

どうしても翌日の専門外来に依頼できない場合

当事者に初診時の症状だけでの診断が不正確であり今後の症状の変化を診ていくことが大事だと説明して，

> 頸椎捻挫
> 初診の時点では上記診断にて，約 2 週間の加療を要する見込みです．ただし，今後の経過次第ではこの限りではありません．

というぐらいの書き方にとどめておく．

⑦一年次研修医は自分だけの判断で救急室で死亡診断書を書かない.

⑧どんな病気や外傷の患者でも自分の専門外の患者を当直で診て帰すことに決めたときは,優しくそして強く,翌日には熟練した専門医の診察を受けるべきであることを説明する.

5. 医事紛争になりやすいパターンを覚える

例 ①「胃が痛い」という主訴で受診する急性心筋梗塞を消化器疾患と誤診する.

②自力歩行で受診したくも膜下出血の患者を「片頭痛」と誤診して帰してしまう.

③主訴「咽頭痛」で受診した急性喉頭蓋炎を「扁桃腺炎,咽頭炎」として帰してしまう.

④側腹部痛で受診した患者を「尿管結石」から疑い,腹部大動脈瘤破裂を手遅れにする.

⑤腰痛で受診した患者を「急性腰痛症」から疑い,大動脈解離を手遅れにする.

⑥発熱と嘔吐で受診した乳児を「感冒性嘔吐」から疑い,細菌性髄膜炎を手遅れにする.

⑦「急性胃腸炎」という診断で帰してしまい,急性虫垂炎の手術が遅れる.

⑧「酔っているだけ」と誤認し,ERの観察室で点滴して,泥酔患者の頭蓋内損傷を手遅れにする.

⑨肋骨骨折に伴う内臓損傷を,「肋骨骨折だけ」と誤診して帰してしまい手遅れにする.

⑩創縫合して通院にしたら,数日後に腱損傷,神経損傷,異物残存を指摘される.

6. 疑いで行った検査には「疑い病名」がないと保険診療として認められない.検査と「疑い病名」が合致するかチェックすべし.後日,上級医師がレセプトをチェックして病名を追加記入していることを忘れるな!

7. 上級医師への上手なコンサルテーションを心がけるべし！
　どうして上級医師が必要かを医学的な依頼とそうでない応援
　依頼を区別して伝えることが重要．電話では最後の締めくく
　りが勝負！

【医学的な依頼】

● 入院が必要だと思うのですが，先生の科の入院として妥当か
　どうかご検討いただきたいのです．

● いま入院させるべきか，通院でよいかの決定に関して迷って
　おりますので，先生にご検討いただきたいのです．

● 緊急手術の適応があるかどうかを先生にご検討いただきたい
　のです．

● 私は…だと思うのですが，大きな見落としをしていないか，
　先生にチェックしていただきたいのです．

【医学的ではない応援依頼】

● 先生，私はまだ研修医で経験が浅く，よくわからないのです．
　助けていただけないでしょうか．

● ERが大変混雑しておりまして，待ち時間が長くなり，怒り
　出している患者，家族もおりますので，応援をお願いできま
　せんでしょうか．

● 患者，家族が専門の医師にも診てもらいたいと強い迫り方
　で，私どもで説得を試みたのですがうまくいきませんので，
　ぜひ，先生に診ていただきたいのです．

● ○○科の先生がぜひ，●●科の先生にも診ていただきたいと
　のことですのでお願いします．

8. 過酷な当直業務をこなす上級医師に敬意を払うべし！
   礼を失しないコンサルテーションを心がけるべし！

【礼を失しない（寺澤流）コンサルテーション】

① 電話の段階

- 挨拶，お礼を忘れない

  「○○先生でしょうか，ER研修医の○○です」

  「いつもご指導ありがとうございます」

- プレゼンテーションは2分以内のダイジェスト版で切り上げる．

② 待つ間の準備（電子カルテの施設）

- 必要な病歴，検査データなどはプリントアウトする．

- 使える電子カルテで画像などがすぐに見られるようにしておく．

  待つ間の準備（紙カルテの施設）

- カルテ，検査結果，画像はいつでもすぐ見られるよう準備．

③ ERに来られた際

- 出迎えてER入り口で挨拶し，患者のベッドサイドに誘導する．

- 患者，家族に紹介する．

  そのときに自分が診察中の患者がいないなら，

- 診察などを手伝う．

- 疑問点を質問する．

  そのときに自分が診察中の患者がいる場合には，その旨を告げていったんその場を去り，終了後に必ず戻る．

④ 後日，院内で出会った際

- 再度，お礼を言う．

- 「先生の○○が参考になりました」と具体的に言う．

  （○○の例：情報収集，診察，考え方，説明の仕方）

- 患者の入院後，ERから帰宅後の状況を聴く．

1 意識障害

☑ 頭部 CT の前には血糖，血圧，心電図！

☑ 片麻痺でも頭蓋内疾患でないことがある

☑ 血行動態性 TIA を知るべし

☑ 鑑別は AIUEOTIPS（アイウエオチップス）

☑ 薬物関連の意識障害に強くなれ！

【症例】

　　精神科通院中の 54 歳の男性が意識障害で救急搬送された．

　　研修医は血液検査，頭部 CT，MRI，腰椎穿刺などを施行したが原因が特定できず，神経内科医に対診した．

　　神経内科医は内服薬にリチウム剤があることに注目し，リチウムの血中濃度を測定し「リチウム中毒」と診断した．患者は緊急血液透析となった．

1. 意識障害で頭部 CT の前には血糖，血圧，心電図！

- ・ABC の評価と安定化が最優先
- ・血糖値，Na，Ca，BUN，NH_3
- ・sBP＜120 なら頭部 CT は後回し！（13 章 p.56）

2. 片麻痺でも頭蓋内疾患でないことがある（青本リンク Case 1〜3）

■血行動態性 TIA（急病・中毒➡低血圧➡TIA➡片麻痺）

- ・急性心筋梗塞＋完全房室ブロックが合併
- ・大動脈解離
- ・発作性心房細動
- ・消化管出血
- ・消化管穿孔による汎発性腹膜炎
- ・睡眠薬過量

■代謝性昏睡でも片麻痺あり（青本リンク Case 1, 78）

- ・低血糖（低血糖性片麻痺），高浸透圧性高血糖症
- ・肝性脳症，尿毒症，ウェルニッケ脳症

3. 覚えよう鑑別 AIUEOTIPS（アイウエオチップス）

	AIUEOTIPS アイウエオチップス	
A	Alcohol	アルコール
I	Insulin（hypo/hyper-glycemia）	低/高血糖
U	Uremia	尿毒症
E	Encephalopathy（hepatic, Wernicke）	肝性/ウェルニッケ脳症
	Endocrinopathy（adrenal, thyroid）	内分泌疾患
	Electrolytes（hypo/hyper-Na, Ca, Mg）	電解質異常
	Encephalopathy（hepatic/Wernicke/hypertensive）	高血圧性
O	Opiate or other overdose	薬物中毒
	decreased O_2（hypoxia, CO intoxication）	低酸素
T	Trauma	外傷
	Temperature（hypo/hyper）	低/高体温
I	Infection（CNS, sepsis, pulmonary）	感染症
P	Psychogenic	精神疾患
	Porphyria	ポルフィリア
S	Seizure	癲癇
	Shock	ショック
	Stroke, SAH	脳出血

4. 背景から原因を予想する

■統合失調症➡水中毒（低 Na 血症）（7 章 p.30）（青本リンク Case 17）

■悪性腫瘍患者➡高 Ca 血症（25 章 p.110）（青本リンク Case 83）

■冬の側溝で発見➡偶発性低体温症（35 章 p.151）

■三叉神経第一枝帯状疱疹➡髄膜脳炎（青本リンク Case 26）

5. 薬物関連の意識障害に強くなれ！

■睡眠薬内服中➡睡眠薬過量（診断はトライエージで）

・Flumazenil（アネキセート®）投与は禁忌あり，要対診

　禁忌：Benzodiazepine 系長期服用中，三環系抗うつ薬中毒

■デパケン®内服中➡高アンモニア血症

・肝疾患がなくても高アンモニア血症がある（22 章 p.93）

■骨粗鬆症治療中➡高 Ca 血症（31 章 p.136）

■便秘で Mg 剤内服中の高齢者➡高 Mg 血症（31 章 p.135）

■精神科でリチウム内服中➡リチウム中毒（7 章 p.30）

■急性アルコール中毒➡泥酔＋頭蓋内損傷（32 章 p.139）

■アルコール依存➡ウェルニッケ脳症（32 章 p.140）

■両側著明な縮瞳➡有機リン中毒（33 章 p.144）（青本リンク Case 87）

・麻薬中毒

・サリン中毒

■冬に複数患者➡一酸化炭素中毒（33 章 p.143）

御触書

顔面，衣服に付着した吐物が乾いている昏睡患者は誤嚥性肺炎と横紋筋融解があるものとして対処する．

6. せん妄の診断にCAM（Confusion Assessment Method）を使おう！
（感度86%，特異度100%）（30章 p.132）

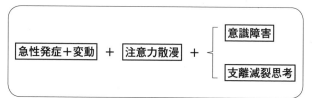

7. 偽昏睡は眼球，眼瞼の診察で見破る！

裏技伝授

真の昏睡と心因性の偽の昏睡の見分け方		
	真の昏睡	偽の昏睡
瞼の動き	まったくなし	細かく震えている
眼球の動き	一カ所に固定，または ゆっくり左右に動く	速く多方向に動く
強制的に開眼後 瞼をはなす	瞼がゆっくり下りて閉 眼	瞼が震えながら下りて閉 眼．開眼に抵抗する
上肢 Drop Test	顔面に勢いよく落ちる	顔面を避けてゆっくり落 ちる

〔推奨文献〕
1) Sakusic A, et al：Acute Coma. *Neurol Clin* **39**：257-272, 2021.
2) Bates C：Confusion and delirium in the acute setting. *Medicine* **45**：110-114, 2017.
3) Finkelstein SA, et al：Functional neurological disorder in the emergency department. *Acad Emerg Med* **28**：685-696, 2021.

2 | 意識障害，発熱

☑ 意識障害＋発熱では髄膜脳炎から考える

☑ 細菌性髄膜炎は30分〜1時間以内に抗菌薬開始

☑ 単核球優位髄液は6時間以内にAcyclovir開始

☑ ヘルペス脳炎と傍腫瘍性（自己免疫性）脳炎を マーク

☑ 女性の髄膜脳炎？ は甲状腺クリーゼも考慮

【症例】

　42歳の男性．2日前から「風邪ぎみ」で昨日から仕事を休んだ．今日から頭痛，発熱，言動がおかしいとのことで土曜の夜に受診．腰椎穿刺で髄液の白血球数の上昇を認めたため，細菌性髄膜炎を疑い抗菌薬（Ceftriaxone）を開始して入院させた．

　月曜朝に痙攣して昏睡となる．神経内科医へ対診すると，なぜAcyclovirも開始しなかったのかと激怒される．後日，ヘルペス脳炎と診断され，医事紛争になりかけた．

1. 意識障害＋発熱では髄膜脳炎から考える

A. 腰椎穿刺がすぐできない場合

・臨床経過，症状で髄膜炎型と脳炎型に分ける

	髄膜炎型	脳炎型
主訴	頭痛・嘔吐	「言動がおかしい」
体温	高熱傾向	微熱傾向
痙攣	後期	初期

①髄膜炎型→細菌性髄膜炎を最優先に考慮

・血培を採取して 30 分～1 時間以内に抗菌薬

・Ceftriaxone＋Vancomycin が基本（p.9 参照）

②脳炎型→ヘルペス脳炎を最優先に考慮（青本リンク Case 5，85）

・ヘルペス脳炎を疑い 6 時間以内に Acyclovir 投与

・傍腫瘍性（自己免疫性）脳炎（25 章 p.111）も考慮

（小細胞肺癌，胸腺腫，乳癌，卵巣腫瘍，精巣腫瘍，悪性リンパ腫）

御触書

傍腫瘍性（自己免疫性）脳炎
若い女性は卵巣奇形腫，中高年男性は小細胞肺癌

■ステロイド，抗脳浮腫薬は神経内科，小児科対診後

■腰椎穿刺前に頭部 CT が必要な場合

・60 歳以上　　　　　　　・免疫不全状態
・中枢神経疾患の既往　　　・1 週間以内の痙攣
・神経学的所見
　意識障害，2 つの質問に答えられない，指示に従えない
　動眼神経麻痺，視野異常，顔面神経麻痺，上下肢が偏位，言語障害
・上記以外でも腰椎穿刺はやらない状況
　ショック，呼吸不全，紫斑，穿刺部の感染，乳頭浮腫，異常体位

B. 腰椎穿刺ができたとき

・髄液所見はオーバーラップが多い→決め打ちしない

・ウイルス性髄膜炎の初期は多核球優位が2/3

種類	蛋白（mg/dL）	糖（mg/dL）	細胞数（/mm³）
成人（正常値）	15〜45	50〜75	0〜5　単核球
ウイルス性髄膜炎	正常〜多少増加 <200	正常	10〜1000 単核球（初期は多核球多し）
ウイルス性脳炎	正常〜多少増加	正常	10〜200 単核球
細菌性髄膜炎	100〜500 稀に1,500	低下，多くは<20	1,000〜5,000 稀に10,000，多核球. 重症例では「0」に近いことも
真菌性・結核性髄膜炎	増加，ただし 500以下のことが 多い. 通常50〜300	低下，20〜40が 多い	20〜300 稀に500 単核球

御触書

以下のどれもなければ細菌性髄膜炎の可能性は0.1%

・髄液グラム染色で細菌あり　　・来院前後の痙攣
・末血の好中球<10,000　　　　・髄液蛋白>80
・髄液多核球>1,000

裏技伝授

　腰椎穿刺後の頭痛（低脳脊髄圧症候群）を防ぐには，

①細めの針（20Gより細い針）
②針のカット面を硬膜線維に平行に刺入
③抜去の前に内筒を戻してから抜去

2. 高熱，意識障害➡熱中症ミミック （青本リンク Case 6）

- ■熱中症 （34 章 p.148）
- ■甲状腺クリーゼ；女性家族歴，甲状腺触知 （23 章 p.100）
- ■敗血症；血培採取，抗菌薬
- □精神科・薬物関連
  - ・アルコール離脱症候群
  - ・セロトニン中毒
  - ・悪性症候群
  - ・薬物中毒 （覚醒剤など）

3. 高齢者の発熱に強くなれ！ （30 章 p.132）

寺子屋問答

研修医 高齢者の発熱＋意識障害の全例に細菌性髄膜炎を疑って腰椎穿刺をするのに抵抗を感じます．先生はどうしていますか？

救急医 発熱と意識障害の高齢者全例に腰椎穿刺から始めるのは現実的でないと思います．僕はアンヒバ®坐薬（200 mg 2 個）挿入，血培採取，急速輸液の 3 つをしながら医療面接と診察をします．30 分〜1 時間で意識レベルが改善してくるときには腰椎穿刺はせず，改善しない場合には抗菌薬を投与しつつ腰椎穿刺をします．アンヒバ®坐薬挿入時に会陰部や仙骨部に蜂窩織炎や褥瘡がないかも診るんですよ．

研修医 なるほど！

〔推奨文献〕
1) 亀井　聡：高齢者における神経感染症の対応．神経治療　36：57-60, 2019.
2) 櫻井圭太, 他：頭蓋内病変の画像所見スペクトラム （第 6 回） —ヘルペス脳炎 MIMIC. 臨床画像　35：493-497, 2019.
3) Dalmau J, et al：Antibody-mediated encephalitis. *N Engl J Med* **378**：840-851, 2018.

One Point Advice

細菌性髄膜炎のエンピリカルな治療

患者背景	起因菌	選択すべき抗菌薬
2〜50歳	*S. pneumoniae*（PISP, PRSP 含む），*N. meningitidis*	バンコマイシン＋セフトリアキソン
50歳以上	*S. pneumoniae*（PISP, PRSP 含む），*N. meningitidis* *Listeria monocytogenes*	バンコマイシン＋セフトリアキソン＋アンピシリン
アルコール依存症	*S. pneumoniae*（PISP, PRSP 含む），*Listeria monocytogenes*	バンコマイシン＋セフトリアキソン＋アンピシリン
細胞性免疫不全	*Listeria monocytogenes*, Gram-negative bacilli（*Pseudomonas* sp. 含），*S. aureus*, *H. influenzae*, *S. pneumoniae*	バンコマイシン＋アンピシリン＋セフタジジムorセフェピム
急性中耳炎由来	*S. pneumoniae*（PISP, PRSP 含む），*H. influenzae*	バンコマイシン＋セフトリアキソン
慢性中耳炎由来	*S. pneumoniae*（PISP, PRSP 含む），*Bacteroides fragilis* を含む嫌気性菌	バンコマイシン＋メロペネム
肺炎合併	*S. pneumoniae*（PISP, PRSP 含む），*H. influenzae*	バンコマイシン＋セフトリアキソン
急性心内膜炎由来	*S. aureus*, *S. pneumoniae*（PISP, PRSP 含む）	バンコマイシン＋セフトリアキソン
貫通性頭蓋外傷・脳外科術後	*S. aureus*, *S. epidermidis* *Pseudomonas* sp. Gram-negative bacilli	バンコマイシン＋セフタジジムorセフェピム
頭蓋底骨折・髄液漏	*S. pneumoniae*（PISP, PRSP 含む）group A β streptococcus *H. influenzae*	バンコマイシン＋セフトリアキソン
脳室・腹腔シャント	coagulase-negative staphylococci, *S. aureus*, aerobic Gram-negative bacilli, *Propionibacterium acnes*	バンコマイシン＋セフタジジムorセフェピム

（青木　眞：レジデントのための感染症診療マニュアル 第4版. 医学書院, pp507-508, Tab. 7-9 細菌性髄膜炎のエンピリカルな治療, 2020 より引用改変）

3 ‖ 頭痛（クモ膜下出血）

☑ 頭痛ではクモ膜下出血と髄膜脳炎から考える

☑ クモ膜下出血を疑う3つの質問を覚える！

☑ 頭部 CT で読影が難しいクモ膜下出血がある

☑ 頭部 CT の前後に考える疾患を覚える

☑ 慢性硬膜下血腫の危険因子を知る

【症例】

　　経口避妊薬を内服中の32歳の女性．

　　2日前からの頭痛のために自力歩行で受診．診察で著変なく片頭痛疑いとして帰宅させた．

　　翌日，頭痛に嘔吐が加わり再度受診した．研修医は頭部 CT を施行したが著変なく，鎮痛薬を追加して帰宅とした．

　　翌日に患者は意識障害で救急搬送され，頭部 MRI，MRA，MRV で脳静脈洞血栓症と診断された．

1. 頭痛ではクモ膜下出血と髄膜脳炎から考える
■頭痛の立ち上がり方を書いてどちらか聞いてみる

クモ膜下出血の頭痛　　　　　　　髄膜脳炎，片頭痛の頭痛

頭痛のピークまで10分以内　　　　　頭痛のピークまで1時間以上
「殴られたみたいに突然」　　　　　「次第に増強して我慢できない」

■クモ膜下出血を疑う3つの質問を覚える
- ・何をしているときに頭痛が起きましたか？
  （体動時，ストレス時，BP↑の動作は疑う）
- ・ものすごく突然痛み出したのですか？
  （時刻が言えるくらい Very Sudden Onset）
- ・こんなひどい（8/10以上）頭痛は初めてですか？
  （The Worst Headache In Your Life?）

2. クモ膜下出血の誤診パターンを知る！
■頭部CTをしないで見逃す
- ・小児や若年者でSAHを考えない（脳動静脈奇形破裂）
- ・緩徐発症の頭痛でSAHを考えない（嘔吐と高血圧はCT）
- ・鎮痛薬や片頭痛の薬で頭痛軽減して油断する
- ・片頭痛の既往あり，片頭痛発作と思い込む
  （患者が「これまでの片頭痛で最悪」と言う場合はCT）

■非典型的な受診で診断が遅れる（青本リンク Case 64）
- ・発症数日後に整形外科疾患のような主訴で受診
  （主訴；後頸部痛，背部痛，腰痛，下肢痛，歩行障害）
- ・心電図（ST）変化で急性冠症候群（ACS）と誤認
- ・中枢神経性肺水腫を左心不全と誤認
- ・熱傷，外傷，溺水で搬送される

■頭部CTの所見が軽微で見逃す（青本リンク Case 7）
- ・大脳縦裂とシルビウス裂の少量の出血
- ・出血が脳と等吸収域でわからない（数日後，Hb 10以下の貧血）

■血圧コントロールせずに経過観察中，再破裂する
- ・BP<130/80にする（9章 p.39参照）

3. 頭部CTの前に考えるべき疾患；診察が重要
- ・緑内障（毛様充血と瞳孔異常）
- ・副鼻腔炎（眉間，眉上部，眼窩周辺の圧痛）
- ・帯状疱疹（前額部，頭皮に皮疹）
- ・側頭動脈炎（50歳以上，側頭動脈に圧痛）

4. 頭痛患者のアプローチ （青本リンク Case 8, 9）

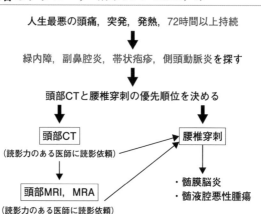

人生最悪の頭痛，突発，発熱，72時間以上持続

緑内障，副鼻腔炎，帯状疱疹，側頭動脈炎を探す

頭部CTと腰椎穿刺の優先順位を決める

頭部CT
（読影力のある医師に読影依頼）

頭部MRI，MRA
（読影力のある医師に読影依頼）

腰椎穿刺

・髄膜脳炎
・髄液腔悪性腫瘍

- ・脳動静脈奇形
- ・椎骨動脈解離（後頸部痛，後頭部痛），内頸動脈解離，大動脈解離
- ・脳静脈洞血栓症（経口避妊薬，妊娠，凝固能亢進）
- ・下垂体卒中（両側耳側半盲）
- ・可逆性後頭葉白質脳症
  - （PRES：Posterior Reversible Encephalopathy Syndrome）
  - 高血圧，痙攣，視野障害，意識障害，雷鳴様頭痛は稀，MRIで後頭葉浮腫像
- ・可逆性脳血管攣縮症候群
  - （RCVS：Reversible Cerebral Vasoconstriction Syndrome）
  - 中年女性，分娩後，薬剤；SSRI，覚醒剤，繰り返す雷鳴様頭痛，MRIで脳血管攣縮像
  - 後日，脳梗塞，SAH，脳出血が起きうる

5. 慢性硬膜下血腫の危険因子を知る （青本リンク Case 4）

危険因子
高齢者，アルコール依存，過去3カ月以内の頭部外傷歴，出血傾向，V-Pシャント，急性硬膜下水腫，慢性硬膜下血腫の既往

3大ピットフォール
①精神症状のために精神科へ紹介してしまう
②往診先で慢性硬膜下血腫による不全麻痺を脳梗塞と誤認する
③頭部CTスキャンでisodensity hematomaを見逃す

・外傷歴が医療面接でつかまるのはせいぜい半分

6. 72 時間以上続く頭痛は片頭痛として帰せない

御触書

72 時間ルールの勧め
自然軽快する病気や外傷は 72 時間で軽快傾向になる．
72 時間で峠を越えないときは再評価・精査が必要．
救急室から帰すときにもこのことを説明する．

■典型的な片頭痛

- ・4〜72 時間の持続時間
- ・繰り返す発作（過去に 5 回以上）
- ・緩徐に発症する頭痛，頸部痛
- ・前兆は 3 割に認める

 （視，感覚，構語障害が緩徐に出現し 1 時間以内に消失）
- ・①片側，②拍動性，③中等度以上の痛み，④動くと悪化

 のうち 2 つ以上を認める
- ・発作時に嘔気・嘔吐か光・音過敏のどちらかがある
- ・頸部痛，感覚異常，倦怠感，気分変調が発作前後に出現
- ・発作と発作の間は無症状
- ・家族歴がある

［推奨文献］
1) 浅原涼子，他：静脈洞血栓症．臨床画像 **34**：26-27，2018．
2) 八木田佳樹：脳血管疾患 脳静脈洞血栓症 診断．日本臨牀 **75**：671-675，2017．
3) Charles A：Migraine. *N Eng J Med* **377**：553-561, 2017.

4 脳血管障害

☑ 片麻痺が出ないため見逃しやすい脳卒中を知る

☑ 片麻痺が出るため脳卒中と誤認する疾患を知る

☑ 脳外科に対診するべき脳卒中を知るべし

☑ 脳卒中急性期の血圧治療を知るべし

☑ TIA は脳の不安定狭心症！

【症例】

　　高血圧で降圧薬を内服中の 69 歳の男性.

　　昨夕, 帰宅後から元気がなく, いつもと様子が違うと家族が連れて受診. 自分で歩いて診察室に入る. 会話は可能だがぶっきらぼうで不機嫌な感じ. 頭痛, 嘔気, 嘔吐の訴えなし.

　　意識清明, BP 172/98, P 86 (整), T 36.5, 四肢筋力に左右差なし.

　　研修医は心電図, 胸部 X 線撮影, 血液検査で異常がないので指導医に帰宅させていいでしょうかと相談した.

　　指導医は頭部 CT を指示して, 前頭葉に (皮質下) 脳出血が見つかった.

1.　片麻痺が出ないため見逃しやすい脳卒中を知る

突発，初発，主訴「急にいつもと違う」＋高血圧で疑う

■「急に会話がかみ合わなくなった」＋高血圧

皮質下出血，脳室内出血，側頭葉梗塞（失語症）

■「車を車庫に擦ってミラーが壊れた」＋高血圧

・後頭葉出血，梗塞（視野障害）

■めまいで小脳梗塞を見逃す（5章 p.18 参照）

■突然の短期記憶障害で同じ質問を繰り返す（一過性全健忘）

2.　片麻痺が出るため脳卒中と誤認する疾患を知る

■低血糖性片麻痺，高浸透圧高血糖症候群（青本リンク Case 1, 78）

・肝性脳症，尿毒症性脳症，ウェルニッケ脳症でも片麻痺あり

■血行動態性 TIA（1章 p.2 参照）

・急病で BP 低下➡脳血流低下➡血行動態性 TIA➡片麻痺

■大動脈解離による脳血管への影響➡片麻痺（9章 p.40 参照）

・低血圧＋片麻痺は大動脈解離を疑う

■慢性硬膜下血腫（3章 p.12 参照）

・訪問診療で軽度の片麻痺を脳梗塞再発と誤認する

・超高齢でも局所麻酔で手術可能，必ず一度は頭部 CT

□痙攣後の一過性片麻痺（Todd 麻痺）

・痙攣後に発見されると自然軽快する片麻痺で TIA と誤認

3.　脳外科に対診するべき脳卒中を知るべし

・発症後 1〜2 時間以内の小さな脳出血（大きくなる途中かも）

・3 cm 以上の被殻，視床出血

・前方寄りの視床，被殻出血→動脈瘤破裂の可能性

・皮質下出血→脳動静脈奇形破裂の可能性

・脳室内出血，穿破→水頭症になる可能性

・小脳梗塞→浮腫のために水頭症や脳幹圧迫の可能性

御触書

脳外科医対診で伝えるべきこと

・年齢，基礎疾患の有無，抗血栓薬内服の有無

・現在の意識レベル，片麻痺の有無

・発症から CT までの時間（8 時間以上なら，その後増大なし）

・部位，大きさ，脳室穿破の有無

（青本リンク Case 10, 11）

4. 脳卒中急性期の血圧治療はエビデンス希薄 （9 章 p.41 参照）

- ・Nicardipine（ペルジピン®）1～2 mg を iv 後，2 mg/時で開始し漸増
- ・静脈炎が起きやすいので生食で希釈，配合変化あり基本単独ルート

■クモ膜下出血；目標は sBP＜160
■脳出血；目標は sBP が 140～150（下げ過ぎに注意）
■脳梗塞；下げ過ぎは御法度！
- ・rt-PA 適応；BP＞185/110 で降圧
- ・rt-PA 適応外；BP＞220/120 で降圧

5. 脳梗塞疑いは深夜でもすべて緊急 MRI？

■ rt-PA や血管内治療の対象になりうるならば緊急 MRI
- ・rt-PA や血管内治療の対象外なら翌朝でもいいはず
- ・すべて早ければいいというものではない

   発症数時間以内の小脳・脳幹梗塞は MRI 偽陰性がある

6. TIA は脳の不安定狭心症

- ・TIA から回復しても専門医対診なしに帰すな！

   脳梗塞で戻ってくると大きなトラブルとなる

- ・ハイリスクの TIA を知る（ABCD^{2}スコア）

Age	60 歳以上（1 点）
BP	140↑ ±90↑（1 点）
Clinical feature	片麻痺（2 点），構語障害（1 点）
DM	糖尿病（1 点）
Duration	10～59 分（1 点），60 分以上（2 点）
48 時間以内に脳梗塞の確率；0～3 点→1.0%，4～5 点→4.1%，6～7 点→8.1%	

- ・一過性意識障害だけなら TIA は数%以下
- ・一過性意識障害だけは心血管性疾患から考えるべし！（6 章 p.23）
- ・一過性意識障害に加えて一過性複視，構語障害なら TIA 考慮

7. 若年性脳梗塞をマークするべし （青本リンク Case 19）

- ・心原性；心内膜炎，弁膜症，粘液腫，心房中隔欠損，肺動静脈瘻
- ・凝固能亢進；悪性腫瘍，妊娠，経口避妊薬，抗リン脂質抗体
- ・血管異常；頸部動脈解離，RCVS，もやもや病，コカイン
- ・膠原病；高安病，川崎病，側頭動脈炎，多発性動脈炎

〔推奨文献〕
Mendelson SJ, et al：Diagnosis and management of transient ischemic attack and acute ischemic stroke. a review. *JAMA* **325**：1088-1098, 2021.

5 めまい

- ☑めまいを3群に分けて考える
- ☑最も怖いのは Vertigo でなく Pre-syncope!
- ☑回転性めまいは小脳出血・梗塞から考える
- ☑MRI の適応（小脳・脳幹梗塞探し）を知る
- ☑末梢性か，中枢性かの判断は難しい

【症例】

高血圧で通院中の76歳の女性．

「めまい」で動けなくなったと救急搬送される．

意識清明，BP 92/68，P 96（整），四肢筋力左右差なし．

研修医は頭部 CT で異常を認めず頭部 MRI を指示した．MRI から戻ると意識レベルが低下し血圧が触診で 50 となり，胸部 CT で A 型大動脈解離による心タンポナーデと診断された．

1. めまいを3群に分けて考える

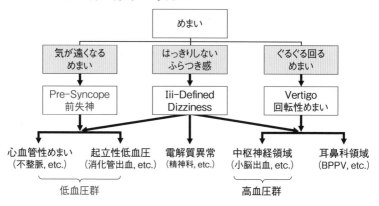

2. 最も怖いのは Vertigo でなく Pre-syncope！

- ・「血の気が引いていく」，「気が遠くなる」+低血圧
- ・動悸，息切れ，呼吸苦，胸背部痛，腹痛，腰痛の先行

■心血管性；不整脈，ACS，大動脈解離，肺塞栓

■出血；消化管出血，異所性妊娠破裂，AAA 破裂，肝癌破裂

（青本リンク Case 12）

3. 回転性めまいは小脳出血・梗塞から考える

■回転性めまい+頭痛+嘔吐+高血圧は即，頭部 CT！

- ・脳幹圧迫，水頭症で致命的となる，時間が勝負

■小脳・脳幹梗塞の候補（MRI 適応）を知る

- ・診察では神経内科医が「耳鼻科のめまい」と誤認する梗塞あり
- ・大きな小脳梗塞は即脳外科対診（急性水頭症→要脳室外ドレナージ）

御触書

以下の場合には即，頭部 CT，MRI を！
- ・頭痛，後頸部痛を訴える場合
- ・高齢者の初めてのめまい，嘔吐
- ・高血圧，糖尿病の既往がある
- ・吐物が途中からコーヒー残渣様になる場合
- ・安静でもめまい，嘔吐が続く場合

（青本リンク Case 10，11）

4. 回転性めまいの鑑別診断

■随伴症状から鑑別

・頭痛を伴う場合

小脳出血，SAH，椎骨動脈解離，脳底動脈片頭痛

・聴覚障害を伴う場合

橋外側梗塞，聴神経腫瘍，メニエール病，突発性難聴

・頭部外傷後

内耳震盪（頭部打撲後，数日〜2週間持続）

■持続時間から鑑別

・頭部打撲後，頭位変換時だけ，数日〜2週間→内耳震盪

・数十秒で完全に治るが，頭位変換で再発→BPPV

・数十分で完全に治るが，たまに再発→TIA，椎骨脳底動脈不全

・数時間持続して治るが，時々再発→メニエール病

・4〜72時間で治るが，時々再発→前庭型片頭痛

・数日で治る→前庭神経炎（聴力正常），蝸牛神経炎（聴力低下）

・数日以上続く→中枢性めまい（小脳・脳幹梗塞）

5. 耳鼻科領域めまいの対処

□後半規管耳石症を疑うとき Dix-Hallpike Test をすべし

頭を右45°傾けたまま座位から仰臥位に寝てもらう．その際頭がベッドから出て，20°下がるようにして，眼振やめまいの再現をチェックする．同様に患者の頭を左45°，正面の3方向でチェックする．末梢性めまいでは，潜伏期（2〜20秒）を経てからめまいが出現し30秒以内に治まる．繰り返すとめまいが軽減する．

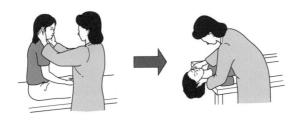

□ BPPV なら Epley 法に挑戦！ NNT（Number Need to Treat）は2と効果抜群（2人に1人効く）．

One Point Advice

末梢性めまいか，中枢性めまいか，それが問題だ

HINTS 法は感度 100%！ MRI は発症 3 時間以内なら感度は 73%のみ．
HINTS 法を覚えよう！ 下記の 3 つとも末梢性であれば，大丈夫！
HINTS＋：プラス新規聴力低下があれば中枢性と判断する（感度 99%
特異度 97%）安静時持続性眼振があるときに施行しよう

HI：Head Impulse	
正対した検者の鼻を見てもらい，急に顔を横向けから正面に戻す．一側で人形の目現象が保てなければ末梢性を示唆する．前庭神経炎なら健側から正面に顔を戻した際に眼が行き過ぎて中央に戻る．	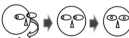 パッ　前庭神経炎：健側（眼振強い側）から頭を中央に戻すと，目は行き過ぎてから中央に戻る．患側から回すと正常．
N：Nystagmus　眼振	
水平一方向性なら末梢性，注視方向性や垂直性なら中枢性．末梢性では，健側向きの水平眼振になる（中枢性でもなることあり）．	末梢性では水平一側性眼振．健側で強くなる．　中枢性では注視方向性眼振．垂直になればすべて中枢性．
TS：Test of Skew　斜偏位	
左右の目を交互に隠すことで，眼が縦に流れたら中枢性	 パッ　交互に目隠しし垂直に眼が流れれば中枢性

＋：プラス　新規聴力低下
　新規聴力低下があれば中枢性と判断する

〔推奨文献〕
1) Voetsch B, et al：Acute dizziness vertigo, and unsteadiness. *Neurol Clin*　**39**：373-389, 2021.
2) Gurley KL, et al：Diagnosis of patients with acute dizziness. *Emerg Med Clin North Am*　**39**：181-201, 2021.
3) Gurley KL, et al：Avoiding misdiagnosis in patients with posterior circulation ischemia：a narrative review. *Acad Emerg Med*　**26**：1273-1284, 2019.

6 一過性意識消失（失神・痙攣）

☑ **失神？ 痙攣？ では目撃者から聞くことが大事**

☑ **失神？ 痙攣？ で最も怖いのは心血管性疾患**

☑ **痙攣重積の初期対応を知る**

☑ **偽痙攣の見破り方を知る**

☑ **Convulsion, Seizure, Epilepsy の違いを知る**

【症例】

　　16 歳の男子が初めての痙攣発作で救急搬送された．

　　研修医は血液検査，心電図，胸部 X 線撮影，頭部 CT，頭部 MRI を行った．すべてを異常なしと判定し，研修医は「特発性癲癇」を疑い，近日に神経内科外来を受診するよう話して帰宅させた．

　　帰宅後，患者は再度痙攣して心肺停止となり救急搬送された．

　　除細動後の心電図で先天性 QT 延長症候群と診断された．

1. 一過性意識障害（失神・痙攣）では目撃者から聞くべし

■刑事のような詳細な聴取

① どういう体位で？（臥位？ 座位？ 立位？）

・臥位のままで発症……心血管性

・立位になった直後……起立性低血圧

・運動時，運動直後……心血管性

② 直前にどこか具合が悪いと言わなかったか？

・頭痛，胸痛，動悸，呼吸苦，背部痛，腹痛，吐き気

③ どのように倒れたのか？

・無防備に倒れたか？ けがしないように倒れたか？

④ 倒れたとき，どこかぶつけなかったか？（青本リンク Case 16）

⑤ 倒れた後，どんな体位にされていたか？

⑥ 意識不明の間，身体がぐったりしていたか？

痙攣様に動いていたか？ 口から泡が出ていたか？

⑦ どれぐらいして意識が戻ったか？

⑧ 過去に同様のことがなかったか？

⑨ 既往歴は？

心疾患……心血管性

消化性潰瘍……消化管出血

統合失調症……水中毒，薬物中毒

アルコール依存……アルコール離脱痙攣

薬剤……薬剤性 QT 延長

■バイタルサインに注目！

低血圧なら心血管性から，高血圧なら中枢神経性から攻める

（「One Point Advice」p.27 参照）

■心血管性，出血による起立性低血圧の身体所見を見逃さない

視診；舌縁咬傷（痙攣），頸静脈の怒張（心肺系疾患）

聴診；収縮期雑音（大動脈弁狭窄症），2 音の分裂（肺塞栓）

触診；腹部拍動性腫瘤（AAA 破裂：腹部大動脈瘤），直腸診（消化管出血）

2. 一過性意識消失，失神：最も怖いのは心血管性疾患

■心血管性疾患（5～21%）；帰すと次は CPA で搬送される

心血管性失神は HEARTS と覚える		
H	Heart attack	急性心筋梗塞
E	Embolism	肺塞栓
A	Aortic dissection/Aortic stenosis	大動脈解離／大動脈弁狭窄症
R	Rhythm disturbance	徐脈性不整脈[※1]
T	Tachycardia	頻脈性不整脈[※2]
S	SAH	クモ膜下出血

※1 高 K 血症，完全房室ブロック

（青本リンク Case 3, 15, 64, 79～81, 84）

※2 WPW 症候群，Brugada 症候群，QT 延長症候群

（青本リンク Case 13, 14）

・心血管性を疑う 10 の指標：循環器内科対診が必須！

心血管性失神・痙攣を疑う 10 の指標（循環器内科対診が必須）
1．5 秒以下の前駆症状の後に発症
2．胸痛・背部痛・動悸・呼吸苦の後に発症
3．臥位のままでの発症
4．運動中・運動直後の発症
5．中年以降，特に高齢で初めての発作
6．急性冠症候群の危険因子がある
7．心疾患の既往歴（心筋症，心不全など）
8．突然死の家族歴
9．心血管疾患の身体所見〔血圧低下，頸静脈怒張，AS（大動脈弁狭窄症）の雑音など〕
10．心電図で心房細動，脚ブロック，PVC（心室性期外収縮）多発

■起立性低血圧（4～24%）

・出血（消化管出血，異所性妊娠破裂，AAA 破裂，肝癌破裂）

・薬剤（β 遮断薬，α 遮断薬，ジギタリス中毒）

□神経調節性（35～62%）

・血管迷走神経反射（VVR）が最多

高齢者の初めての VVR？ は下壁心筋梗塞を疑え

・状況失神（排尿，排便，咳嗽，食時最中～直後）

□中枢神経性（1～4%）；一過性意識消失が中枢性の可能性は低い

・頭痛が先行していたら SAH を疑い頭部 CT

・複視，構語障害も同時にあったら TIA を疑う

3. 痙攣：最も怖いのは心血管性疾患

- ■心血管性疾患；帰すと次は CPA（心肺停止）で搬送される
  - ・原因，対応は一過性意識消失，失神と同じ！（前ページ参照）
- ■中枢神経性
  - ・特発性癲癇；強直性間代性痙攣，1 回の痙攣は 1〜2 分
  - ・症候性癲癇〔脳腫瘍，脳損傷髄膜脳炎〕
  - ・半身痙攣，焦点性痙攣は意識が保たれていることが多い

御触書

半身痙攣➡全身痙攣➡痙攣終了後から半身麻痺という癲癇がある．半身麻痺（Todd の麻痺）は自然軽快する．

- ■代謝・中毒性
  - ・血糖値↓↑，Na↓，Ca↑↓，NH_3↑，BUN↑
  - ・Vit.B_1↓，ChE↓，Mg↑，リチウム↑
  - ・抗うつ薬，抗ヒスタミン薬，コカイン，覚醒剤
  - ・熱性痙攣，アルコール離脱痙攣，薬物離脱痙攣
- □痙攣性失神（Convulsive Syncope）
  - ・VVR で座位，立位に保持されたとき，痙攣する

裏技伝授

真の痙攣と心因性の偽痙攣の見分け方

	真の痙攣	偽の痙攣
頭部の動き	一方向へ引っ張られた動き	左右に振る
四肢の動き	同じ調律で動く	バラバラに動く
骨盤の動き	なし	前後に動く
瞳孔	散大，対光反射不明	対光反射はっきりある
質問すると…	反応なし	応える

4. 目の前で痙攣している患者へのアプローチ

■心血管性疾患による痙攣を否定する

- ・痙攣中に頸動脈がしっかり触れる（sBP＞80）なら否定できる
- ・心電図モニターは筋電図か VF か区別不能なのでダメ

□偽痙攣でないか検証する（p.24 裏技伝授参照）

- ・全身痙攣の最中に患者に声をかけて返事をするなら偽痙攣

■単発性痙攣（外傷がなければ救急ではない！）

- ・抗痙攣薬の内服忘れ，中断が多い
- ・転倒・痙攣による外傷がないことを確認する
- ・抗痙攣薬を内服させて数時間経過観察して帰宅させる

■急性反復性痙攣：意識は回復するが痙攣を繰り返す（準救急）

- ・ジアゼパムだけでなく積極的にホスフェニトインも使う
- ・発作がおさまれば単発性痙攣と同じ対処をする
- ・主治医と連絡をとって指示を仰ぐか，翌日受診させる

■痙攣重積（Status Epilepticus）：30 分以内に痙攣を止めるべし！

- ・意識が回復せずに複数回痙攣，または 20 分以上痙攣が持続
- ・5 分以上痙攣が続いたら早期痙攣重積として対処する

（成人）痙攣重積の対処

血糖＜60 mg/dL なら塩酸チアミン 100 mg＋50％ブドウ糖 50 mL iv

第一段階候補薬 静脈路確保	ジアゼパム　5〜10 mg iv（5 mg/分） ロラゼパム　4 mg iv（2 mg/分）

↓

第二段階候補薬 酸素，気道確保 循環モニター CT・MRI・脳波	ホスフェニトイン　22.5 mg/kg iv（150 mg/分以下） フェノバルビタール　15〜20 mg/kg iv（100mg/分以下） ミダゾラム　0.1〜0.3 mg/kg iv（1 mg/分）， 　その後 0.05〜0.4 mg/kg/時 div レベチラセタム　1,000〜3,000 mg iv（2〜5mg/kg/時）

↓

第三段階候補薬 気管挿管・人工呼吸 脳波モニター 髄液検査	ミダゾラム　0.05〜0.4 mg/kg/時 div プロポフォール　1〜2 mg/kg iv，有効なら 2〜5 mg/kg/時 div チオペンタール　3〜5 mg/kg iv，有効なら 2〜5 mg/kg/時 div チアミラール　3〜5 mg/kg iv，有効なら 2〜5 mg/kg/時 div

（てんかん診療ガイドライン 2018 より引用改変）

5. Convulsion, Seizure, Epilepsy を使い分ける

・Convulsion：不随意な筋肉収縮（症状名）
・Seizure：大脳の異常な電気的活動（病態名）
・Epilepsy：大脳の異常な電気的活動で繰り返す発作（疾患名）

痙攣の解釈モデル（寺澤流）

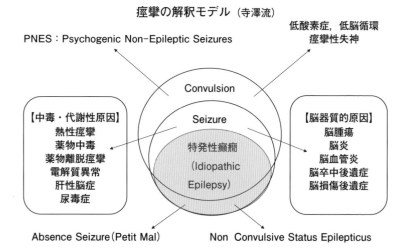

PNES：Psychogenic Non-Epileptic Seizures

低酸素症，低脳循環
痙攣性失神

Convulsion

Seizure

特発性癲癇
（Idiopathic
Epilepsy）

【中毒・代謝性原因】
熱性痙攣
薬物中毒
薬物離脱痙攣
電解質異常
肝性脳症
尿毒症

【脳器質的原因】
脳腫瘍
脳炎
脳血管炎
脳卒中後遺症
脳損傷後遺症

Absence Seizure（Petit Mal）　　　Non Convulsive Status Epilepticus

御触書

　一過性意識消失や脳震盪直後は苦痛を訴えない！
クモ膜下出血，大動脈解離や肺塞栓で胸背部痛や呼吸苦
が先行しても，一過性意識消失が起きると回復直後は苦
痛を訴えない．同様に交通事故などで脳震盪を起こすと
回復直後は痛みを訴えないため，重篤な外傷を見逃すこ
とがある．
　急病でも外傷でも一過性意識消失から回復直後は医療面
接と診察で軽症と判断してはならない．積極的に検査す
るか最低2～3時間の経過観察を推奨する．大抵回復後，
しばらくしてからゆっくりと苦痛の訴えが始まる．

（青本リンク Case 65）

One Point Advice (青本リンク Case 3)

収縮期血圧を用いたアプローチの勧め
（sBP＜120なら頭部CTは後回し）

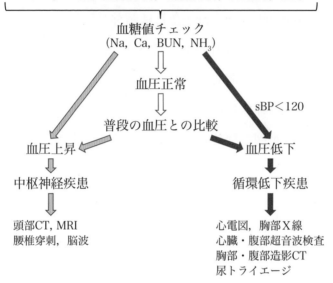

めまい，一過性意識障害，意識障害，片麻痺，痙攣

血糖値チェック
(Na, Ca, BUN, NH$_3$)

血圧正常

普段の血圧との比較

sBP＜120

血圧上昇

血圧低下

中枢神経疾患

循環低下疾患

頭部CT, MRI
腰椎穿刺，脳波

心電図，胸部X線
心臓・腹部超音波検査
胸部・腹部造影CT
尿トライエージ

[推奨文献]
Ikeda M, et al：Using vital signs to diagnose impaired consciousness：cross sectional observation study. *BMJ* **325**：800, 2002.

7 | 精神症状患者の救急

☑ Medical Clearance なしに精神科に紹介しない

☑ 精神科疾患特有の救急に強くなれ

☑ リチウム内服患者はリチウム中毒から考える

☑ 過換気症候群のピットフォールに強くなれ

☑ 自殺企図は研修医だけで帰さない！

【症例】

59歳の女性，一人暮らし．

数カ月前から食欲低下と体重減少．胃カメラや大腸カメラ，胸腹部CTなど異常なく，最近は心療内科に通院している．

お盆休みに帰省した娘に連れられて受診．

研修医は一般的な血液検査と頭部CTを施行し「うつ病の疑い」として，精神科に受診するようアドバイスして帰した．

6週間後，患者は低ナトリウム血症と軽い意識障害で精神病院から内科に紹介され原発性副腎不全と診断された．

研修医は精神科に紹介する前に徹底的な内科的スクリーニング（Medical Clearance）が必須だと厳しい指導を受けた．

1. Medical Clearance なしに精神科へ紹介しない

■精神科症状疑いで受診した15％は精神科以外！

・女性は甲状腺機能↓↑と副腎不全をマークする

・男性は硬膜下血腫をマークする

・高齢者は薬剤，感染症，中枢神経を考える

	Medical Clearance で考慮すべきもの
薬剤	睡眠薬，向精神薬，抗ヒスタミン薬，リチウム
感染症	髄膜脳炎，肺炎，尿路感染，胆道感染など
中枢神経	脳卒中，硬膜下血腫，脳腫瘍，水頭症，癲癇
電解質・代謝	Glu，BUN，NH_3，Na，Ca，Mg
内分泌	甲状腺機能↓↑，副腎↓
Vitamin	B_{12}欠乏（悪性貧血），B_1欠乏症（ウェルニッケ脳症）
その他	重症筋無力症，ギラン・バレー症候群，周期性四肢麻痺，アミロイドーシス（起立性低血圧で頻回受診）

（青本リンク Case 18，21）

■ Medical Clearance が必須の患者の選び方

・「これまで精神科受診歴なし」が最も重要な決め手

・バイタルサインに異常のある患者を精神科へ紹介しない

御触書

いきなり精神科紹介は禁忌の患者群

1．12歳以下，40歳以上
2．精神科受診歴なし
3．突然の発症
4．バイタルサインの異常
　（例；発熱）
5．見当識障害
6．幻視，幻触覚
7．失禁，発汗，眼振
8．糖尿病，心血管系疾患
9．数カ月以内の入院歴
10．数週間以内の投薬変更

2. 精神科通院中の救急受診はハイリスク

■精神科疾患では痛みを強く感じない傾向がある

- ・急性腹症（急性虫垂炎，腸閉塞など）が手遅れになりやすい
- ・重大な外傷が見逃されやすい

御触書

痛みを強く感じないため外傷や急病が見逃されやすい群
① 精神病患者（統合失調症，躁状態）
② アルコール中毒，薬物依存患者
③ 高齢者，糖尿病，肥満
④ 意識消失，脳震盪からの回復直後の患者（6 章 p.26 参照）

■精神科疾患特有（青本リンク Case 20）

- ・**統合失調症の水中毒**（「One Point Advice」p.33 参照）
- ・異物誤食（歯ブラシ，医療用手袋→腸閉塞）
- ・肥満（肺塞栓，メタボリック症候群）

■過換気症候群のピットフォール（12 章 p.54）（青本リンク Case 19）

- ・内科急病を誤認（ギラン・バレー症候群，重症筋無力症）
- ・急病のために過換気症候群（SAH，AMI→過換気症候群が合併）
- ・過換気症候群による急病発症（もやもや病，狭心症が過換気により発症）
- ・過換気後無呼吸（解離性障害の場合）

■「精神科で内服中」はハイリスク！

- ・悪性症候群
- ・セロトニン症候群
- ・**リチウム中毒**（1 章 p.1）
- ・薬剤性 QT 延長症候群
- ・Phenothiazine 系薬による Acute Dystonic Reaction
  （抗ヒスタミン投与で一気に軽快！）

悪性症候群

原因薬	Haloperidol, Levomepromazine, Chlorpromazine. 投与開始後 2 週間で発症が最多. しかしいつでも可能性あり
症　状	自律神経症状 (高体温, 発汗, 頻脈) 意識障害 (興奮, 昏迷, 昏睡) 錐体外路徴候 (筋固縮, 無動症, 振戦)
合併症	呼吸筋の筋固縮による急性呼吸不全 誤嚥性肺炎 横紋筋融解➡ミオグロビン尿➡急性腎不全
治　療	呼吸管理, Dantrolene, Bromocriptine ミオグロビン尿➡急性腎不全の予防
予　後	原因薬中止後も 5〜10 日は症状持続

セロトニン症候群

原因薬	セロトニン作動薬 (SSRI) の開始直後, 増量直後に発症
症　状	自律神経症状 (頻脈, 高血圧, 発汗, 発熱, 散瞳, 下痢) 精神症状 (不安, 錯乱, 興奮, 動き回る) 神経筋症状 (振戦, クローヌス, 腱反射亢進)
治　療	薬物を中止して対症療法
予　後	通常は薬物中止で 24 時間以内に改善 稀に高体温, 横紋筋融解, 腎不全, DIC をきたして予後不良

3. うつ病のスクリーニング

悲しいかごの中で "In Sad Cages"

Interest	興味・趣味
Sleep	睡眠低下 (早朝覚醒, 中途覚醒), 睡眠過多
Appetite	食欲低下, 食欲過剰
Disphoric mood	落ち込み
Concentration	集中力
Agitation/Retardation psychomotor	精神運動興奮/低下
Guilty	罪業妄想, 無力感
Energy	エネルギー
Suicidal ideation	自殺念慮

9 項目中 5 項目以上が 2 週間以上続けばうつ病
必ず躁エピソードも聞き出す. 双極型か大うつ病では治療が異なる

4. 自殺企図患者は必ず指導医と相談して帰す

- ・帰してもいい患者を選ぶのは精神科医でも難しい
- ・翌日精神科受診として帰宅させると翌朝までに自殺する事例あり

■自殺リスクの高い患者を見つける指標

下記の中で6項目以上当てはまるなら精神科対診

> ・男性　　　　　　　　　　　・思考力低下
> ・19歳以下，45歳以上　　　・別居，離婚，死別
> ・うつ状態，失望　　　　　　・計画的な自殺企図
> ・自殺企図歴，精神科診療歴　・社会的支援なし
> ・アルコール，薬剤歴　　　　・将来の自殺をほのめかす

■自殺候補者（Masked Depression）を見つける2つの質問

① この1カ月間，気分が沈んだり，憂うつな気持ちになることがよくありましたか？

② この1カ月間，物事に興味がわかない，心から楽しめないことがよくありましたか？

上記のどちらかにYesなら帰さずに指導医に対診する．

■アルコール依存患者の自殺企図は帰さない！（32章 p.140）

御触書

再度自殺企図リスクの見抜き方

	高リスク群	低リスク群
疾患	統合失調症，うつ病	適応障害，不安神経症
方法	首吊り，飛び降り，切腹	リストカット
薬物	一酸化炭素，農薬	総合感冒薬，睡眠薬
背景	抑うつ状態が2週間以上	衝動的

〔推奨文献〕
1) Yun BJ, et al：ED Utilization of medical clearance testing for psychiatric Admission：National Hospital Ambulatory Medical Care Survey Analysis. *Am J Emerg Med* **36**：745-748, 2018.
2) Fazel S, et al：Suicide. *N Engl J Med* **382**：266-274, 2020.

One Point Advice

（青本リンク Case 17）

低 Na 血症の治療

　Na の数値は水と Na とのバランスで決まるのであって，以下の 3 通りがあり，① 以外では生理食塩水の投与は禁忌である．

① 総 Na の減少している低 Na 血症
　　循環血液量減少の徴候あり，下痢，嘔吐，利尿薬の投与，副腎不全など．生理食塩水の輸液が適応となる．

② 総 Na の増加している低 Na 血症……希釈性低 Na 血症
　　浮腫，腹水が著明で体重増加がある．心不全，ネフローゼ症候群，肝硬変症などがあり，原疾患の治療および水分の制限が主な治療で，Na（生理食塩水）の投与は禁忌．

③ 総 Na 正常または軽度減少の場合……SIADH，水中毒
　　血圧，BUN は正常で浮腫もない．水または生理食塩水を投与すると，低 Na 血症はさらに悪化する．原疾患の治療と水制限（1,000 cc 以下/日）が治療となる．

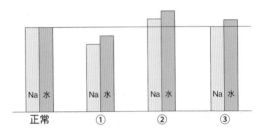

●症状のある急性低 Na 血症（48 時間以内）
　Na 値が 5 mEq/L 上昇したら症状が軽快するのが普通
　　・昏睡，痙攣 → 3% NaCl[※]，150 mL，20 分で iv，1～3 回
　　・頭痛，嘔吐，錯乱 → 3% NaCl[※]，1 mL/kg/時，div

●症状のある慢性低 Na 血症
　Na 値が 5 mEq/L 上昇するのが目標
　24 時間で 10 mEq/L 以上の Na 上昇はダメ
　　・昏睡，痙攣 → 3% NaCl[※]，150 mL，20 分で iv，1～2 回
　　・頭痛，嘔吐，錯乱 → 3% NaCl[※]，150 mL，20 分で iv，1 回だけ

●無症状の慢性低 Na 血症
　救急室で緊急の治療はしない
　※ 3% NaCl は生理食塩水 500 mL から 100 mL 捨て，残りの 400 mL に 10% 食塩水 10 mL を 6 管混注

〔推奨文献〕

Adrogué HJ, et al：Diagnosis and management of Hyponatremia：A review. *JAMA* 328：280-291, 2022

One Point Advice

暴れる患者・危険な患者の救急室対処法

安全対策

- □ 力強いガードマン（または男性病院事務員）を 4〜5 人自分の後ろに立たせてから診察を始める
- □ 患者の手の届く範囲に立たないこと
- □ 自分とドアの間に患者を立たせない ➡ 逃げ場がなくなる
- □ 診察室のドアは常に開けておく
- □ 武器となる物を部屋に置かない（椅子などは重くて持ち上がらないものを），または武器となる物のある部屋では診察しないこと
- □ 救急室に警報スイッチを備える
- □ 恫喝，脅迫，暴力などで危険を感じるときは速やかに警察を呼ぶ

救急処置

- □ 怒りを個人攻撃と受けとってはいけない
- □ 患者の怒りを理解し，まず共感すること．説教はいけない
- □ 患者を助けるために自分がいることを説明すること
- □ 低酸素患者は暴れる．暴れる患者にはまず酸素投与を
- □ 不隠患者はまず以下の状態をチェック
  低酸素血症，低血圧，低血糖，薬物/アルコール中毒．その他 p.1「意識障害」の項参照
- □ 拘束は 5 人以上で（四肢に一人ずつ，頭に一人；患者は噛みついてくる）
- □ 覚えておこう Haloperidol（セレネース®筋注 5〜10 mg）またはドルミカム®筋注 5〜10 mg．Diazepam 単独ではむしろ不隠を助長することもあるので注意．ketamine 3〜4 mg/kg 筋注または 1〜2 mg/kg 静注でもよい．ドルミカム併用では双方半量で
- □ Haloperidol は有用な薬剤だが，Neuroleptic Malignant Syndrome には気をつけること
- □ アルコール離脱せん妄なら diazepam を使用する

> 「暴れる患者にはビタミン H と覚えよう！
> 本当はビタミンではないが Haloperidol の
> 頭文字 H をしっかり覚える！

〔推奨文献〕

Guerrero P, et al：Physical and chemical restraints（an update）．*Emerg Med Clin North Am* **38**：437-451, 2020.

8 胸痛（急性冠症候群：ACS）

☑危険因子ありの胸痛は ACS として対処する

☑ACS の誤診パターンを知るべし！

☑女性，糖尿病，高齢者の ACS は非典型的

☑ACS➡大動脈解離➡肺塞栓➡食道破裂の順に考える

☑若年者の胸痛では冠動脈解離による ACS をマークする

【症例】

ヘビースモーカーの 39 歳の女性．

入浴後に胸痛を訴え深夜に来院する．

意識清明，BP 136/88, P 86（整），SpO₂ 98, R 20, T 36.4

診察の際にはすでに症状は消失し心電図も正常．本人も「夜が明けたら循環器内科に来るからいったん帰してほしい」と希望して帰宅．

明け方，胸痛が出現して再受診．Ⅱ，Ⅲ，aVF で ST 上昇を認め，冠動脈造影にて冠動脈解離による急性冠症候群と診断される．

1. **危険因子ありの胸痛は ACS として対処する**
   - ■診断確定前に心肺停止する患者がいる！ 即指導医対診！
     - ・酸素投与；SpO$_2$＞90 なら酸素不要
     - ・12 誘導心電図，心電図モニター，除細動器準備
     - ・STEMI ならアスピリン 2 錠を噛んで飲ませる
   - ■来院，または救急車要請から 90 分以内に PCI が目標
2. **ACS の誤診パターンを知るべし**
   - ■**患者が若いので AMI を考えない**
     - ・若年者でも冠動脈解離による AMI がある
   - ■**胸痛以外の受診で見逃す**（胸痛以外の主訴が 1/4）
     - ・咽頭痛，下顎痛，頸部痛，肩～上肢痛，心窩部痛，左上腹部痛
     - ・女性，糖尿病，高齢は非典型例が多い（青本リンク Case 24）
     - ・冷や汗，息切れ，悪心・嘔吐，全身倦怠は要注意
   - ■**胸痛消失で ACS を否定してしまう**（青本リンク Case 28）
     - ・発症直後は症状が消長，変動することがある
   - ■**最初の心電図正常で ACS を否定する**（1stECG は 1/4 正常）
     - ・必ず 15～30 分間隔で 2 回目，3 回目とチェックする
     - ・胸痛が消失したら再度心電図をとって胸痛時と比較する
     - ・以前にとった心電図をゲットして比較する
       （他施設でも平日日勤帯は依頼して FAX で送信してもらう）
     - ・Hyper Acute T Wave を見逃す（青本リンク Case 29）
   - ■**最初の心筋トロポニン陰性で AMI を否定してしまう**
     - ・発症 1 時間以内は 4 割を見逃す（発症 8 時間以上で感度 98%）
   - ■**下壁 AMI の徐脈・低血圧を VVR**（血管迷走神経反射）**と誤認する**
     - ・高齢で初めての VVR の診断は大抵が誤診
   - ■**心エコーの壁運動正常で AMI を否定してしまう**
     - ・4 時間後から壁運動が低下する事例あり
   - ■ **AMI→心不全→うっ血肝を肝疾患と誤認する**

御触書

　三大胸痛（急性心筋梗塞，大動脈解離，肺塞栓）
「症状がよくなりました」にだまされるな！
発症直後は症状が消長，変動する！

（青本リンク Case 28）

3. 心電図が ACS のようでも ACS とは限らない

御触書

ACS 様心電図所見を呈する疾患群

・ショック　　　　　　・SAH，重篤な脳損傷
・低酸素（血）症　　　・消化器疾患（胆石疝痛，腸閉塞）
・重症貧血　　　　　　・電解質，内分泌（K↓，Mg↓，DKA）
・たこつぼ心筋症　　　・薬物中毒（抗うつ薬，抗ヒスタミン薬）

（青本リンク Case 27）

4. 高感度心筋トロポニン↑は ACS とは限らない
・心不全，たこつぼ心筋症，高齢者，腎機能低下

5. ACS➡大動脈解離➡肺塞栓➡食道破裂の順に考える
■大動脈解離（9 章 p.40 参照）
・大動脈解離→右冠動脈閉塞→急性下壁心筋梗塞がある
■肺塞栓（12 章 p.52 参照）
・SpO_2↓の原因が胸部 X 線撮影で説明できないときに疑う
■特発性食道破裂（青本リンク Case 31）
・中年以降の男性，飲酒→嘔吐→食道破裂
・胸部 CT：縦隔気腫＋胸水±気胸

6. 若年者の胸痛のアプローチを知る
■若年者でも冠動脈解離による ACS がある
・冠動脈解離，川崎病→ACS
・マルファン症候群，妊娠→大動脈解離
・妊娠，経口避妊薬，肥満→肺塞栓

若年者の胸痛では縦隔気腫をマークする

突然発症，無熱群	緩徐に発症，有熱群	緩徐に発症，無熱群
・自然気胸 　痛み片側，呼吸音左右差 　胸部X線撮影	・心外膜炎 　痛み中央，心膜摩擦音 　心臓超音波検査	・Tietze 症候群 　（肋軟骨炎） ・無発疹性帯状疱疹
・縦隔気腫 　痛み中央，Hamman 微候 　胸部，頸部側面X線撮影	・肋膜炎 　痛み片側，肋膜摩擦音 　胸部X線撮影，CT スキャン	
・胸郭子宮内膜症 ・非外傷性血胸 ・疲労性肋骨骨折	・流行性筋痛症	

ACS 疑い患者へのアプローチ

A 群：到着時 ACS を疑う症状が持続

- 到着時に心電図，心筋トロポニン，胸部 X 線撮影
- 心電図で ST↑あり➡即，循内コール
- 心電図で ST 変化不明確➡心電図 15〜20 分毎反復，心筋トロポニン再測定
- 心電図，心筋トロポニンに有意の変化があれば循内対診
- 大動脈解離，肺塞栓の可能性も考慮して胸部造影 CT 検討

B 群：到着時症状あるも，しばらくしてから症状消失

- 到着時に心電図，心筋トロポニン，胸部 X 線撮影
- 症状消失時に心電図をチェックして到着時の心電図と比較する
  2 回の心電図に違いがあれば即，循内対診
- 2 回の心電図に違いがないときは心筋トロポニンの再測定値で循内対診決定
- 大動脈解離，肺塞栓の可能性も考慮して胸部造影 CT 検討

C 群：症状消失して到着，救急室でその後に症状が再度出現

- 到着時に心電図，心筋トロポニン，胸部 X 線撮影
- 症状出現時に心電図をチェックして到着時の心電図と比較する
  2 回の心電図に違いがあれば即，循内対診
- 2 回の心電図に違いがないときは心筋トロポニンの再測定値で循内対診決定
- 大動脈解離，肺塞栓の可能性も考慮して胸部造影 CT 検討

D 群：到着時 ACS を疑う症状がすでに消失し，その後も症状出現せず

- 到着時に心電図，心筋トロポニン，胸部 X 線撮影
- 心電図 15〜20 分毎反復，心筋トロポニンを再測定
  変化があれば即，循内対診
- 大動脈解離，肺塞栓の可能性も考慮して胸部造影 CT 検討

共通の大原則

- すべて異常を認めなくても危険因子があり，症状が疑わしい場合には循内対診
  （不安定狭心症が否定できないため）

〔推奨文献〕

1) 井上健司：トロポニン全盛期の急性冠症候群の診断をどうするか．*Medicine* **57**：1686-1689, 2020.
2) 中橋秀文，他：冠動脈疾患 非典型的な症状とは思いつつも不安定狭心症などが除外しきれない胸痛患者．*Heart View* **22**：15-20, 2018.
3) 金澤健司：典型的な胸部症状と非典型的な胸部症状はどう違うのか？ 問診だけでどこまで急性冠症候群を疑えるか？ *Heart View* **21**：14-18, 2017.

9 高血圧救急（急性大動脈症候群）

☑ **大動脈解離を急性大動脈症候群として捉える**

☑ **救急室での血圧治療は 4 群に分けて対処する**

☑ **クモ膜下出血と急性大動脈症候群疑いはしっかり降圧する**

☑ **脳血管障害急性期の血圧治療はエビデンス希薄**

☑ **脳梗塞の急性期は血圧の下げ過ぎは禁物**

【症例】

　　高血圧の既往がある 67 歳の男性が胸背部痛で搬送された．

　　意識清明，BP 186/108，P 96（整），SpO$_2$ 98，R 不明，T 36.2

　　研修医は心電図で ST 変化がないのを確かめて大動脈解離を疑い，胸部単純 CT を施行したが，大動脈に内膜フラップは認めず，大動脈解離は否定的と考え，指導医の手が空くのを待つことにした．

　　1 時間後，指導医は胸部 CT を見るなり急性大動脈症候群（大動脈壁内血腫，偽腔閉塞型）だよ，どうして血圧を下げる治療をしなかったんだと怒り出した．

1. 大動脈解離を急性大動脈症候群として捉える
■急性大動脈症候群の3タイプを覚える
・壁内血腫（偽腔閉塞型）は東洋人に多く，D-dimer陰性あり

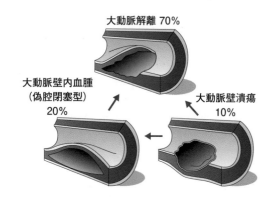

大動脈解離 70%

大動脈壁内血腫
（偽腔閉塞型）
20%

大動脈壁潰瘍
10%

2. 急性大動脈症候群の誤診パターンを知る
■痛みを訴えない一過性意識障害などの受診で鑑別に考えない
■胸背部痛が自然消失したときに否定してしまう
■片麻痺，めまいで頭部画像をやり神経内科に対診する
■嗄声で耳鼻科，呼吸器内科へ対診する
■腰背部痛，下肢痛，両下肢麻痺で整形外科へ対診する
■血圧左右，差縦隔拡大がないからと否定してしまう
■単純CTで大動脈壁内血腫を見逃す
　内膜石灰化の移動と三日月形の高吸収域を探す
■D-dimer陰性で大動脈壁内血腫を見逃す
（青本リンク Case 2，12，25，30）

3. 急性大動脈症候群は不自然なコンビで疑う
・一過性意識障害＋咽頭痛　　・背部痛，頸部痛，嗄声
・一過性意識障害＋頸部痛　　・一側上肢の痺れ＋背部痛
・片麻痺＋頸部痛　　　　　　・一側下肢の痛み＋胸痛
・片麻痺＋腰痛　　　　　　　・一過性両下肢脱力＋胸痛

4. 救急室での血圧治療は4群に分けて対処する

■1群：救急治療を要する高血圧（Hypertensive Emergency）

・クモ膜下出血，急性大動脈症候群，子癇はしっかり降圧

・血圧の絶対値が問題ではない（子癇では160/90でも緊急！）

・30〜60分でその疾患の妥当な血圧に戻す

・下げ過ぎもよくないので慣れないうちは一人で降圧しない

・Nicardipine（ペルジピン®）

　1〜2mgをiv後，2mg／時でdiv開始し漸増

　静脈炎が起きやすいので生食で希釈，配合変化があり基本単独ルート．

　すべてに第一選択ではないが，日本では使いやすいのでよく用いられる．

疾患	血圧数値目標	推奨薬剤
高血圧性脳症 可逆性後頭葉白質脳症 （PRES）	20〜25％低下させ, 160/100を目指す	※N
脳血管障害		
SAH	sBP＜160を推奨	
脳出血	sBP：140〜150	
脳梗塞	rt-PA適応；BP＞185/110で降圧 rt-PA適応外；BP＞220/120で降圧 平均BPを2〜3割下げる	
急性大動脈症候群	sBP：100〜120 p＜60	①Propranolol（インデラル®） 　1mg iv後，div ②※N
うっ血性心不全 急性冠症候群	症状軽快を目標，sBP＜140を推奨	Nitroglycerin（ミリスロール®） 5〜10mg/時，div
妊娠高血圧症候群 　妊娠高血圧 　妊娠高血圧腎症 　子癇 （20章 p.85参照）	BP：140〜150/90〜100 頭痛, 痙攣, 意識障害が軽快するまで	①※N 　＋ ②Hydralazine（アプレゾリン®） 　5mg iv ③Magnesium（マグネゾール®） 　4g/15分でiv

※N：Nicardipine（ペルジピン®）1〜2mgをiv後，2mg/時で開始し漸増（2〜15mg/時）
PRES：Posterior Reversible Encephalopathy Syndrome

〔推奨文献〕
Peixoto AJ：Acute severe hypertension. *N Engl J Med* **381**：1843-1852, 2019.

■2群：準救急の高血圧（Hypertensive Urgency）

・拡張期血圧＞115 でまだ臓器障害の症状がない状態

・高血圧治療中断者が多い

・24～48 時間で妥当な血圧に戻す

・救急室で一気に下げると腎機能低下あり

・指導医と相談して内服処方し外来通院へ

□3群：軽度の高血圧（Mild, Uncomplicated Hypertension）

・拡張期血圧＜115 で臓器障害の症状がない高血圧

・安心させて安静にすると血圧が下がってくることが多い

「これくらいで脳卒中にはなりませんよ」の一言が効く

・救急室で内服処方の必要性は疑問だが外来での再評価は必要

・自宅血圧測定を記録させて医師に見せるようアドバイス

□4群：一過性高血圧（Transient Hypertension）

・不安，疼痛，交通事故，転倒，鼻出血

・原因が解決すると正常血圧に戻るが，将来の高血圧候補

内服降圧剤処方時の注意

	積極的適応	禁忌	慎重投与
CCB	・左室肥大 ・頻脈（ベンゾジアゼピン系） ・狭心症	・徐脈（ベンゾジアゼピン系）	・心不全
ACE-Ⅰ	・左室肥大 ・左室収縮能の低下した心不全 ・心筋梗塞後 ・蛋白尿・微量アルブミン尿を有するCKD	・妊娠 ・血管神経性浮腫 ・アフェレシス・血液透析（膜の材質による）	・腎動脈狭窄症 ・高カリウム血症
ARB	・左室肥大 ・左室収縮能の低下した心不全 ・心筋梗塞後 ・蛋白尿・微量アルブミン尿を有するCKD	・妊娠	・腎動脈狭窄症 ・高カリウム血症
チアジド系利尿薬	・左室収縮能の低下した心不全	・体液中のナトリウム，カリウムが明らかに減少している病態	・痛風 ・妊娠 ・耐糖能異常
β遮断薬	・左室収縮能の低下した心不全 ・頻脈 ・狭心症 ・心筋梗塞後	・喘息 ・高度徐脈 ・未治療の褐色細胞腫	・耐糖能異常 ・閉塞性肺疾患 ・末梢動脈疾患

CCB：カルシウム拮抗薬　ACE-Ⅰ：アンジオテンシン変換酵素-Ⅰ　ARB：アンジオテンシン受容体拮抗薬　CKD：慢性腎臓病
（又吉哲太郎：シリーズよく使う日常治療薬の正しい使い方　降圧薬の正しい使い方．レジデントノート　22 (1)：143-148，表2，2020 より改変のうえ転載）

10 心不全

☑ 左心不全と右心不全を区別する

☑ 主訴「咳嗽」で左心不全の初期が受診する

☑ 急性左心不全の初期治療を知る

☑ 高齢者の Wheezing Dyspnea に強くなれ

☑ 高拍出量心不全 3 羽ガラスを知る

【症例】

　　68 歳の男性，高血圧で通院中．

　　深夜に「咳止めを処方してほしい」と受診．研修医は診察もほどほどに上気道炎後の咳嗽として，鎮咳去痰薬を処方して帰宅させた．

　　3 日後に患者は呼吸困難で救急搬送され，左心不全による肺水腫で緊急入院となった．前回受診時に診た研修医は循環器内科医から「咳嗽だけで上気道炎と診断してはならない」こと，そして「左心不全の初期に気道のうっ血で夜間臥床時に咳が出る」ことを教えられた．

1. 左心不全と右心不全を区別する

- ・左心不全：高血圧，大動脈弁・僧帽弁弁膜症
- ・右心不全：肺疾患，肺高血圧症，肺塞栓，三尖弁弁膜症

左心不全	右心不全
咳嗽，呼吸困難 泡沫状喀痰 Wheezing／Crackles 胸水	頸静脈怒張 胸水 肝腫大，腹水 下肢浮腫

■左心不全は救急，右心不全は準救急

- ・左心不全は肺うっ血のSpO_2↓で急激に致命的となる
- ・酸素投与（SpO_2目標値：89〜94），非侵襲的換気法（NIV）

2. 左心不全を早期に診断できるようになれ！

■心疾患患者の軽い主訴（左心不全初期）をスルーしない

- ・風邪をひきました
- ・咳で眠れないので咳止めをください（青本リンク Case 38）
- ・解熱剤をください（熱➡頻脈➡心不全悪化）
- ・少し太りまして動くと息切れがします（浮腫で体重↑）

■胸部 X 線：心拡大，うっ血，B line，胸水

□エコーでの B line が全肺野にあれば心不全

3. 急性左心不全の初期治療を知る（CS 3〜4 は要対診）

CS（クリニカルシナリオ）からの心不全治療戦略

CS1	急激発症！ sBP＞140 mmHg，肺水腫＋＋	NIV と硝酸薬	利尿薬 容量負荷あれば 使用．なければ 控える．
CS2	緩徐発症 sBP100〜140 mmHg，全身浮腫＞肺水腫	NIV と硝酸薬 利尿薬	
CS3	急激 or 緩徐発症 sBP＜100 mmHg，低灌流	強心薬	
CS4	ACS（急性冠症候群）	ACS の治療	
CS5	右心不全，うっ血主体，肺水腫なし		

※ NIV：Non Invasive Ventilation（非侵襲的換気法）

■硝酸薬；BP＜120 では一人でやらない

- ・Nitroglycerin（ニトログリセリル®）舌下，スプレー，軟膏
- ・Nitroglycerin（ミリスロール®）5〜10 mg/時，div

■強心薬；BP＜100 で適応，要対診，一人でやらない

4. 高齢者の Wheezing Dyspnea に強くなれ
■左心不全と COPD 急性増悪の鑑別が困難な患者がいる

酸素投与 （SpO$_2$目標値：89〜94）
↓
発症・経過，症状，既往歴，身体所見

心電図，胸部X線，血液ガス分析，エコー（心，肺）

原因	心臓疾患	肺疾患
胸郭		ビール樽
心電図	左室肥大	右室肥大，肺性 P 波
胸部X線	心拡大，肺うっ血	心拡大少ない，肺過膨張
動脈血ガス分析 （PaCO$_2$）	初期は低下，末期は上昇	初期から上昇
HCO$_3^-$	終始低下ぎみ	初期から上昇
エコー	心：EF 低下 肺：広範囲 B ライン	心：右心負荷 肺：A ライン

■高齢初発の Wheezing Dyspnea は左心不全から考える
気管支喘息が 45 歳以上で初めて起きるのは稀.
（青本リンク Case 38）
■心臓か肺か区別できないときに両極端な治療はしない
・左心不全に OK の Morphine は肺（気管支痙攣）に禁忌
・気管支喘息に OK の Adrenaline は心不全に禁忌
・浮腫があるなら利尿薬，高血圧があるなら硝酸薬は OK

御触書
BNP が救急室で役に立つのは稀！
・BNP が 100 pg/mL 未満ならば左心不全は否定できる
・加齢，腎機能↓,肺疾患（右心不全）で 400 pg/mL あり

5. 心嚢液貯留の鑑別は貯留スピードで
・数時間：大動脈解離，心臓破裂
・数日：感染性（ウイルス，細菌）心外膜炎，Dressler 症候群，膠原病
・数週間：癌性心外膜炎，粘液水腫，低蛋白血症，結核性心外膜炎

6. 高拍出量心不全3羽ガラスを知る
・重症貧血
・甲状腺機能亢進症〜クリーゼ
・脚気心（Wet Beriberi，Vit.B$_1$欠乏症）

11 | 動悸（不整脈）

- ☑ 動悸は医療面接と脈拍触知でトリアージ！
- ☑ 危険な不整脈の見分け方，初期対応を知る
- ☑ 発作性頻拍症のアプローチを知る
- ☑ 心房細動に強くなれ！
- ☑ 徐脈・低血圧の鑑別を知る

【症例】

　　32歳の女性．深夜に動悸がして眠れないという主訴で受診．

　　研修医は心電図，胸部X線撮影，血液検査を行い，心因性の洞性頻脈と判断して心療内科受診を勧めた．

　　数週間後に患者は心療内科医から甲状腺腫大で紹介され，甲状腺機能亢進症とそれによる頻脈（動悸）と診断された．

　　最初の救急受診時に甲状腺疾患の家族歴を聞かなかったことと甲状腺触知をしなかったことで，研修医は深く反省させられた．

1. 動悸は医療面接と脈拍触知でトリアージ！

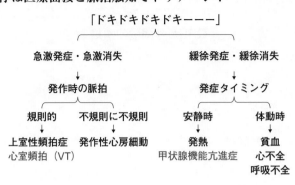

「ドキドキドキドキーーー」

急激発症・急激消失 ↓ 発作時の脈拍

規則的 — 上室性頻拍症 心室頻拍（VT）

不規則に不規則 — 発作性心房細動

緩徐発症・緩徐消失 ↓ 発症タイミング

安静時 — 発熱 甲状腺機能亢進症

体動時 — 貧血 心不全 呼吸不全

2. 不整脈の緊急度は心電図ではなく症状・徴候で決まる

■頻脈緊急群；P＞150, 意識↓, BP＜80, ACS, 肺水腫, 心不全徴候

同期させて電気ショック（cardioversion）

意識があるとき：鎮静し，呼気時を狙って電気ショック

	QRS 狭い	QRS 広い
規則的	50〜100 J PSVT	100 J VT, PSVT 変行伝導, 早期興奮症候群
不規則	120〜200 J（二相性） 心房粗動, 心房細動	非同期で除細動 120〜200 J（二相性） 心室細動

■徐脈緊急群；P＜60, 意識↓, BP＜80, ACS, 肺水腫, 心不全徴候

硫酸アトロピン 0.5 mg iv して指導医対診

いしき心配	
い	息切れ
し	ショック
き	胸痛
いしき	意識障害
心	心筋梗塞, 心不全
配（肺）	肺水腫

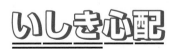

3. 発作性頻拍症のアプローチを知る

QRSが等間隔の頻拍

研修医の先生は黒字だけ!　赤字は指導医の指導, 監視下で行うべし!

↓

┌ 循環動態→不安定→指導医と電気ショック(同期, 50J〜)

安定

↓

┌ QRSの幅→広い→指導医, 循環器専門医に対診

狭い

↓

PSVTなら以下の①〜③で不変か洞調律に戻るが, 心房細動, 心房粗動, 洞性頻脈はQRSが減るだけ

①迷走神経刺激
- ・頸動脈洞マッサージ
  右側から, 5秒ずつ, 禁忌;高齢者で頸動脈雑音, エコーで頸動脈狭窄
- ・修正バルサルバ法
  40mmHgの息吹き込みを15秒間(10ccのシリンジを吹いてもらう),
  直後に下肢挙上

②Adenosine(アデホス®)
- ・Adenosine 6mg, 1〜2秒でiv(※アデホス®なら 10mg)
  1分して効かなければ,
- ・Adenosine 12mg, 1〜2秒でiv(※アデホス®なら 20mg)
  1分して効かなければ,
- ・Adenosine 12mg, 1〜2秒でiv(※アデホス®なら 20mg)

③Verapamil(ワソラン®)
- ・2.5〜5mg, 2〜3分でiv, 無効なら15分後5〜10mg, 5分でiv
- ・血圧が微妙ならカルチコール®5〜10mL, ivしてからワソラン®投与

④電気ショック
- ・指導医の監督, 指導のもと, 鎮静剤投与, 同期, 50J〜

御触書

WPW 症候群の PSVT なら Verapamil (ワソラン®) は OK,
しかし, WPW 症候群の心房細動には禁忌!
前者は幅の狭い QRS で心拍は規則的
後者は幅の広い QRS で心拍は不規則

4. 心房細動に強くなれ！

■心房細動は脈を触れてわかるようになるべし！

・不規則に不規則（Irregularly Irregular）

■心房細動の原因疾患を3群に分けて覚える

心疾患	肺疾患	その他
僧帽弁弁膜症 （高血圧性）動脈硬化性心疾患 急性冠症候群 心筋症 心内膜炎，心筋炎，心外膜炎 長い期間見過ごされた成人のASD	肺塞栓症 COPD 肺線維症	甲状腺機能亢進症 偶発性低体温症

最も多いのは（高血圧性）動脈硬化性心疾患による心房細動
最も塞栓を起こしやすいのは僧帽弁弁膜症の心房細動
最も塞栓を起こしにくいのは甲状腺機能亢進症の心房細動

・心房細動は甲状腺機能亢進症を見つける手がかりになる

（青本リンク Case 6）

■心房細動とわかったら，抗凝固薬の内服を確かめる

「血をさらさらにする薬を飲んでますか？」

・内服中は出血，内服していないなら塞栓を考える

■心房細動の患者の脈がRegular（整）になったら一大事！

・完全房室ブロック

・ジギタリス中毒

・高K血症

（青本リンク Case 79）

・心房細動で脳卒中，心不全，認知症，死亡率，すべて上昇する
・発作性心房細動の5〜10％が永続的
・アドバイス：減量，運動，基礎疾患（糖尿病，脂質異常，SAS）治療，節酒
・抗凝固薬：CHADS$_2$スコア1点以上で開始
　（DOACが一般的だがMSや人工弁ではワルファリン®）
・心拍数コントロール（目標80／分）；β遮断薬，ワソラン®，ヘルベッサー®
・除細動：48時間以上継続なら除細動前に抗凝固薬3週間，後に4週間
・アブレーション：薬剤より有効だが慢性心房細動では困難，15〜50％で再発

［推奨文献］
Michaud FG：Atrial fibrillation. *N Engl J Med* 384：353-361, 2021.

5. 徐脈・低血圧の鑑別・対処を知る

■循環不安定の徐脈性不整脈（即，指導医対診）

- ・硫酸アトロピン 0.5 mg iv，3〜5 分毎，3 mg まで
- ・硫酸アトロピンが無効の場合

  経皮ペーシングの準備

  Dopamine 5〜20 μg/kg/分，Adrenaline 2〜10 μg/分

■完全房室ブロックの候補（青本リンク Case 64）

- ・Mobitz 2 型 II 度房室ブロック➡即対診

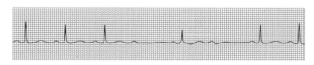

- ・Wenckebach 型 II 度房室ブロック➡明日の外来

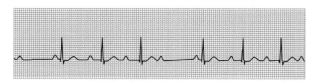

■徐脈・低血圧の鑑別を知る！（13 章 p.57 参照）

循環器	下壁 ACS±完全 AV ブロック，大動脈解離＋心嚢血腫
電解質	高 K 血症，高 Ca 血症
薬剤	β 遮断薬，Ca 拮抗薬副作用，ジギタリス中毒
内分泌	粘液水腫クリーゼ，副腎クリーゼ，下垂体卒中
外因性	偶発性低体温症，頸髄損傷による神経原性ショック

- ・徐脈を見たら静脈血ガスで K をチェックするべし！
- ・血管迷走神経反射は上記のすべてが否定されたら考える除外診断

  （青本リンク Case 3，15，64，79〜81，84）

12 呼吸困難（肺塞栓症）

☑ 胸部 X 線でSpO_2低下を説明できないときに肺塞栓を疑う

☑ 深部静脈血栓症のリスクファクターを知る

☑ 肺塞栓症診断のピットフォールを知る

☑ SpO_2が 99 以下では過換気症候群と診断しない

☑ 50 歳以上で初めての「過換気症候群」は要注意

【症例】

　56 歳の女性が呼吸困難で救急室を受診した．過去数カ月間に同様の主訴で数回の救急室受診歴があり「過換気症候群」とされていた．BP 102/76, P 94（整）, R 24, SpO_2 96, T 36.6

　研修医はしばらく経過観察していたが患者が「少し楽になってきた」と言ったので帰宅可とした．

　翌日，患者がショックで救急搬送され，胸部造影 CT で慢性血栓塞栓性肺高血圧症と診断された．

1. 肺塞栓を疑うポイント

- 深部静脈血栓症の危険因子がある

  例；肥満＋徹夜マージャン，車中泊，長距離運転

- 胸部 X 線写真で SpO_2↓の原因が見たらないとき

- 頻呼吸，努力呼吸なのに SpO_2 が 96〜97

- 頸部静脈怒張，心音で 2 音が分裂，一側下肢浮腫

- 心電図（右室負荷），心エコー（右室拡大）

2. 肺塞栓を疑ったときのアプローチ

改訂 Genova Score

65 歳以上	1 点
1 カ月以内の全麻手術，下肢骨折	2 点
悪性腫瘍	2 点
喀血	2 点
一側下肢痛	3 点
心拍数 75〜94	3 点
DVT，PE の既往	3 点
一側下肢静脈圧痛，浮腫	4 点
心拍数＞94	5 点

0-3 点	4-10 点	10 点以上
↓	↓	↓
※2 PERC ルール → 陽性 →	※1 D-dimer → 陽性 →	CT スキャン
↓	↓	
陰性なら除外	陰性なら除外	

※1 D-dimer は年齢でカットオフ値を変更（年齢×$10\mu g/l$）

※2 PERC ルール：D-dimer 検査すら不要な低リスクを同定

PERC ルール

☑ 年齢＜50 歳	☑ 脈拍＜100 回/分	☑ SpO_2＞94%（室内気）
☑ 喀血なし	☑ エストロゲン内服なし	☑ 既往なし（DVT，肺塞栓）
☑ 過去 4 週間以内に手術・外傷なし	☑ 片側下肢腫脹なし	
すべてなければ肺塞栓を除外（発症 1〜2%）．感度 97.4%，特異度 21.9%		

PERC：Pulmonary Embolism rule-out criteria

3. 肺血栓塞栓症の誤診パターンを知る

- ■頻呼吸＋SpO₂正常の低酸素血症を見逃す
- ■一過性意識障害の鑑別に肺塞栓を考えない（6章 p.23 参照）
- ■胸部症状が自然軽快したときに肺塞栓を除外してしまう
  （8章 p.36 参照）
- ■下肢深部静脈血栓症を下肢の蜂窩織炎と誤認する
  （青本リンク Case 62）
- ■血栓移動後の大腿静脈エコー正常で否定してしまう
- ■慢性疾患に合併した肺塞栓を単なる増悪と誤認する
  ・COPD や慢性心不全に肺塞栓が合併する（青本リンク Case 33）
- ■肺塞栓による肺梗塞の陰影を肺炎と誤認する（30章 p.132 参照）
- ■肺梗塞による胸膜刺激痛を単なる胸膜炎と誤認する
- ■ D-dimer 陰性だけで肺塞栓を否定する
- ■胸部 CT で造影せず肺塞栓を見逃す
  単純 CT でも新鮮な血栓が高吸収域に見えてわかることがある
- ■ゆっくりの経過で肺塞栓を否定する
  ・慢性血栓塞栓性肺高血圧症の経過は数カ月に及ぶ
  （青本リンク Case 20）

御触書

D-dimer が救急室で役に立つのは稀！
- ・D-dimer（ELISA 法）＜0.5 ng/mL なら肺塞栓の可能性は低いが，Wells クライテリアの高危険群では D-dimer 陰性でも要造影 CT
- ・大動脈解離，敗血症，悪性腫瘍，肝硬変，妊娠，下肢 DVT の既往でも↑
- ・加齢で上昇；50 歳以上では年齢×10 μg/l 以上で上昇とみなす

〔推奨文献〕

Aleva FE, et al：Prevalence and localization of pulmonary embolism in unexplained acute exacerbations of COPD. *Chest* **151**：544-554, 2017.

4. 過換気症候群のピットフォールを知る（青本リンク Case 19）

　■ 50 歳以上で初めての呼吸困難なら過換気症候群は考えない

　■ SpO_2 が 99～100 でない場合に過換気症候群は考えない

過換気症候群のピットフォール

① **主訴：呼吸苦，努力呼吸のために過換気症候群と誤診する**

　初めての過換気症候群疑いは必ず血液ガス分析！

　・ギラン・バレー症候群，重症筋無力症，周期性四肢麻痺
　　　Ⅱ型呼吸不全；血液ガス分析で $PaCO_2$↑，HCO_3↑

　・DKA，アルコール性ケトアシドーシス
　　　代謝性アシデミア；血液ガス分析で $PaCO_2$↓，HCO_3↓

　・慢性血栓塞栓性肺高血圧症
　　　頻呼吸＋SpO_2 95～97；血液ガス分析で PaO_2↓，$PaCO_2$↓

② **過換気症候群のために発症した救急疾患の診断が遅れる**

　過換気症候群 → $PaCO_2$↓ → 血管攣縮 → 血管閉塞

　・もやもや病＋過換気症候群 ➡ 脳梗塞
　・虚血性心疾患＋過換気症候群 ➡ 急性冠症候群

③ **過換気症候群をきたした救急疾患の診断が遅れる**

　見かけ（過換気＋テタニー）だけで過換気症候群だと診断しない
　必ず，「何をしているとき，どんな症状から始まりましたか」と聞く

　・SAH
　・脳梗塞 ｝ ➡ 過換気症候群
　・ACS

④ **過換気後無呼吸（Post-hyperventilation Apnea）で慌てる**

　安易に鎮静したり，袋による再呼吸で放置しない

　・過換気症候群で経過観察中，突然無呼吸になる
　・解離性障害の患者に多い

〔推奨文献〕
　1）山口陽子，他：救急車で当院へ搬送された過換気症候群 653 例の臨床
　　　的検討．日臨救医誌　**18**：708-714，2015．
　2）古川智一，他：過換気症候群．診断と治療　**102**：263-266，2014．

13 ショック

☑ ショック＋意識障害では頭部 CT は後まわし！

☑ 中心静脈圧低下群と上昇群に分けて考える

☑ 原因不明のショックは副腎不全，粘液水腫クリーゼ，脚気心を考える

☑ 徐脈，低血圧群を知る

☑ 出血性ショックの低空飛行作戦を知る

【症例】

69 歳の女性．

数カ月前から全身倦怠，食欲低下，体重減少のため近医で胃カメラや大腸カメラなどを受けていたが原因が特定できず．最近は心療内科にも通院している．昨日から発熱，嘔吐，自力歩行不能となり救急搬送となる．

意識清明，BP 76/48, P 86（整），SpO$_2$ 97, R 20, T 37.8

研修医はショックの原因究明のために心電図，胸部 X 線，胸腹部 CT などを施行するも決め手なく，指導医に対診した．

指導医は血液検査（BUN 32, Na 126, K 4.7, BS 62）を見るなり副腎クリーゼでしょうと言う．

1. 意識障害＋ショックでは頭部 CT は後回し！

- ・頭蓋内疾患だけでショックにならない！（1 章 p.2 参照）
- ・ショックの原因は頭蓋内以外に求めよ！（青本リンク Case 3）
- ・意識障害＋ショックではショックの治療・検索が優先する

2. 中心静脈圧低下群と上昇群に分けて考える

- ・頸静脈，手背静脈が太くよく見える＝中心静脈圧上昇群
- ・痩せた患者が臥位で頸静脈が見えない＝中心静脈圧低下群
- ・IVC をエコーでチェック
- ・IVC＜9 mm，吸気時に 50％ 以上の虚脱は volume 不足

A：中心静脈圧低下群 (頸静脈，手背静脈が見えない)		
循環液体量減少 hypovolemic	急性膵炎 汎発性腹膜炎	
出血 hemorrhagic	外出血	消化管出血 (21 章 p.90) 不全流産
	内出血	AAA 破裂 (腹部大動脈瘤) 肝癌破裂，非外傷性腹腔内出血 異所性妊娠破裂 (19 章 p.81)
B：中心静脈圧上昇群 (頸静脈，手背静脈怒張)		
心原性 cardigenic	AMI (急性心筋梗塞) (8 章 p.35) 不整脈 (11 章 p.47)	
閉塞性 obstructive	緊張性気胸 (14 章 p.61) 心タンポナーデ (10 章 p.45) 肺塞栓 (12 章 p.51)	
C：分配性 distributive	敗血症性ショック (24 章 p.103) アナフィラキシーショック (15 章 p.63) 神経原性ショック	
D：内分泌・代謝性 Endocrine Meta- bolic	副腎クリーゼ (23 章 p.100) 粘液水腫クリーゼ (23 章 p.100) 脚気心 (Vit.B$_1$欠乏症) (32 章 p.140)	

（青本リンク Case 35, 36）

3. **sBP は出血性ショックの早期認知には適さない！**
   - P↑➡脈圧↓➡sBP↓➡RBC↓，Hb↓，Hct↓の順に変化する
   - 急性出血では RBC↓，Hb↓，Hct↓の出現は遅れる．

   （青本リンク Case 34）

4. **原因不明のショック**
   - まずアナフィラキシーショックと肺塞栓を考慮し，
   - 次に無熱性敗血症性ショックを考え，
   - 最後に副腎クリーゼと粘液水腫クリーゼを考える．
   - アルコール，低栄養，偏食の際には脚気心（Vit.B$_1$欠乏症）も．

5. **徐脈・低血圧群に強くなれ！** （11 章 p.50 参照）

循環器	下壁 ACS±完全 AV ブロック，大動脈解離＋心嚢血腫
電解質	高 K 血症，高 Ca 血症
薬剤	β遮断薬，Ca 拮抗薬副作用，ジギタリス中毒
内分泌	粘液水腫クリーゼ，副腎クリーゼ，下垂体卒中
外因性	偶発性低体温症，頸髄損傷による神経原性ショック

   - 徐脈を見たら静脈血ガスで K をチェックするべし！
   - 血管迷走神経反射は上記のすべてが否定されたら考える

   （青本リンク Case 3，15，64，79〜81，84）

御触書

相対的徐脈，逆説的徐脈
（Relative Bradycardia, Paradoxical Bradycardia）

大量出血で予想される著しい頻脈が生じないことをいう．異所性妊娠破裂や多発外傷などで激痛を伴う場合などで報告されている．副交感神経の刺激やβ遮断薬内服中などいろいろな原因が考えられるが，詳細は不明である．大量出血なら必ず頻脈のはずと思い込んでいると危ない．

（青本リンク Case 34）

6. 出血性ショックの低空飛行作戦を知る

寺子屋問答

研修医 最近，出血性ショックへの急速大量輸液に異論があるようですが，どういうことなのですか？

救急医 いつでも急速大量輸液，輸血ができる準備は従来どおりやる．しかし血圧が80〜90 mmHg程度を目標にゆっくり輸液し，止血処置（手術，内視鏡）が始まる直前から，一気に急速大量輸液（輸血）を開始するという方法です．

研修医 危険な方法のようにも思いますが，どんなメリットがあるのでしょうか？

救急医 ショックになって出血のスピードが低下しているのに，急速輸液で血圧を上げると，再び出血がひどくなってしまう．その結果，最終的な輸液量は増えてしまうという考え方です．頻繁に血圧測定ができる環境でないと当然危険が伴います．特に穿通性外傷ではエビデンスが確立されています．

御触書

SAMによる非外傷性腹腔内出血をマークするべし
SAM；Segmental Arterial Mediolysis
分節性動脈中膜融解症

・60歳前後，血管疾患（高血圧，脳梗塞，狭心症）あり
・腹部の中小動脈（肝動脈，脾動脈，回腸動脈，結腸動脈など）
・中膜の平滑筋細胞が分節状に融解
・動脈瘤形成→破裂して腹腔内出血，後腹膜出血，肝内血腫

（青本リンク Case 34）

〔推奨文献〕
Cannon JW：Hemorrhagic shock. *N Eng J Med* **378**：370–379, 2018.

One Point Advice

ショックでうまく超音波を使いこなそう！
ショックの原因検索・治療指標に超音波をどうぞ！

低循環性ショック	FAST：腹腔内出血，胸腔内出血 IVC＜9 mm（肝静脈分岐部から 1 cm 尾側で計測） IVC：吸気で 50％以上虚脱 腹部 Ao 解離，AAA 破裂，肝癌破裂
心原性ショック	心収縮低下，壁運動異常，乳頭筋断裂
閉塞性ショック	心タンポナーデ 気胸：Lung sliding の消失（皮下気腫があると見えないけどね）Lung point（気胸の境界） 肺塞栓：右室拡大，左室 D-shape，IVC 内血栓，DVT（下肢静脈圧迫しても潰れない，大腿と膝窩でチェック）
敗血症性ショック	IVC 径をチェックし輸液負荷を判断（IVC 径↓，吸気時 50％以上虚脱）

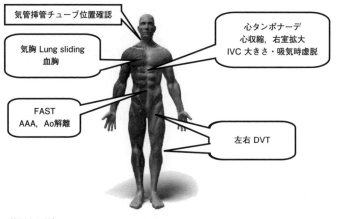

気管挿管チューブ位置確認

気胸 Lung sliding
血胸

FAST
AAA，Ao解離

心タンポナーデ
心収縮，右室拡大
IVC 大きさ・吸気時虚脱

左右 DVT

〔推奨文献〕
Kameda T, et al：Basic point-of-care ultrasound framework based on the airway, breathing, and circulation approach for the initial management of shock and dyspnea. *Acute Med Surg* 7：e481, 2020.

（36 章 p.153 参照）

14 | 気管支喘息・COPD

☑ 呼吸苦増悪ではまず緊張性気胸から考える

☑ COPD の急性増悪では肺塞栓の合併も考慮する

☑ 45 歳以上で初めての気管支喘息？ は要注意

☑ 座位で発汗のひどい呼吸困難は危険

☑ 定番の気管支喘息発作の対処をマスターする

【症例】

　　　76 歳の COPD の男性が突然の呼吸困難で救急搬送された.

　　　意識清明, BP 96/102, P 112（不整）, SpO$_2$ 89, R（不明）, T 35.9

　　　発汗著明で聴診器なしで喘鳴（Wheezing）が聴こえる.

　　　研修医は COPD 患者に気管支喘息発作が合併したと診断し酸素投与, β_2刺激薬吸入, ステロイドの静脈投与を開始して経過観察とした.

　　　約 1 時間経過するも悪化して血圧, SpO$_2$がさらに低下した.

　　　指導医が胸部 X 線撮影を指示して緊張性気胸と診断された.

1. **常に緊張性気胸の可能性から考える**
   ■**緊張性気胸は状況と身体所見で診断する！**
   ・X線撮影，CTが命とりになりうる
   状況（青本リンク Case 65）
   ・気管支喘息，COPDの患者が急激に悪化
   ・気管挿管して人工呼吸開始後，急激に悪化
   ・胸部損傷患者の急激な悪化
   所見
   ・チアノーゼ＋ショック　　　・頸静脈怒張
   ・胸壁の皮下気腫の拡大　　　・頸部気管の偏位
   ・一側胸郭の膨隆，動き低下

2. **COPD急性増悪では肺塞栓をマークするべし**
   ・急激な増悪は緊張性気胸と肺塞栓を考える
   （青本リンク Case 33）

3. **45歳以上で初めての気管支喘息？　は要精査**
   ・β_2刺激薬吸入が効く心臓喘息がある
   （青本リンク Case 32, 38）

4. **重症気管支喘息を見抜く！**
   ■**患者自身に重症度を聞いてみる**
   ・発作に慣れた患者は重症度を正確に言い当てる

重症者のサイン	
・発汗，チアノーゼ	・会話不可能
・起座呼吸	・意識障害
・脈拍数＞120	・呼吸数＞30
・Silent Chest（Wheezing↓）	・奇脈

重症になりやすい候補
①55歳以上（COPD＋気管支喘息，心疾患＋気管支喘息）
②10歳代後半～20歳代前半
③過去に生命が危険になるほどの発作があった（挿管，ICU入院歴）
④喘息発作中に失神したことがある
⑤1年以内に入院歴あり
⑥過去48時間以内に2回以上，救急外来に受診
⑦ステロイドを最近中止した患者

5. 気管支喘息発作の定番の治療をマスターする

	軽症	中等症	重症
①酸素	SpO₂ 89〜94 を目標に酸素投与		
②β₂刺激薬吸入	20 分毎 3 回	20 分毎 3 回 以後 1〜4 時間毎	持続吸入
③ステロイド	Prednisolone 30 mg/日，3 日	Methylprednisolone 125 mg，1 回 帰宅時 Prednisolone 30 mg/日，3 日	Methylprednisolone 125 mg，6 時間毎
④その他		抗コリン薬吸入	テオフィリン® マグネゾール® 胸郭圧迫

■酸素投与
- ・SpO_2 89〜94 を守れば CO_2 ナルコーシスはない！

■動脈血ガス分析
- ・$PaCO_2$ が 40 台ならば要注意，45 以上は危険！

□テオフィリン®投与中の頭痛，嘔吐はテオフィリン中毒
- ・中毒になりやすいので必ず指導医と相談してから開始

■アスピリン喘息に用いるステロイドを知るべし！
- ・内服は Betamethasone（リンデロン®）
- ・静注は Dexamethasone（デカドロン®）4〜8 mg

御触書

一般的なパルスオキシメーター※の弱点
- ・血圧低下（＜80）
- ・手指が汚れている，特殊なマニュキュア
- ・寒冷で手指が冷たい
- ・血管病変，血管外傷
- ・CO 中毒，メトヘモグロビン血症※

※最近では SpO_2 だけでなくカルボキシヘモグロビン濃度（SpCO）やメトヘモグロビン濃度（SpMet）を測定できるパルスオキシメーターも発売されている．

[推奨文献]
Cloutier MM, et al：Managing asthma in adolescents and adults. 2020 Asthma guideline update from the national asthma education and prevention program. *JAMA* 324：2301-2317, 2020.

15 アナフィラキシー

☑ アナフィラキシーの重症度を見分ける

☑ アドレナリン投与の量，投与法が問題

☑ 血圧低下群には大量輸液が必須！

☑ アドレナリン無効時の原因と対処を知る

☑ アナフィラキシーと鑑別を要するものを知る

【症例】

62歳の女性．

夜間，腹痛の精査のために腹部造影CTが指示され，研修医が随行した．CT台の上で造影剤投与後に便意を訴え，喘鳴を伴った呼吸困難となり血圧が測定できなくなった．

研修医は造影剤によるアナフィラキシーショックと診断し，アドレナリン1/3管を大腿外側部に筋注したが改善せず，指導医が到着したときには心肺停止状態であった．

後日の検討で患者がβ遮断薬を内服中だったこと，肥満のため筋注されたアドレナリンが，実際は皮下注だったことが治療に反応が悪かった原因とされた．

1. アナフィラキシーの重症度を見分ける

■アレルゲンの入り方で経過のスピードが違う
　・経口＜皮下注＜筋注＜静注
　・アレルゲンが入って早く発症したときほど重症

■重症アナフィラキシーの最初の訴え・徴候を知る
　・口が変な味がする，喉が変，便がしたい
　・咳，喘鳴，顔面腫脹，じん麻疹，全身紅斑

2. 第一選択はアドレナリン，問題は量と投与法

ⓐ：心肺停止	→アドレナリン1管 iv
ⓑ：重症；stridor，sBP＜70	→アドレナリン1/3管 im，5分毎2回
ⓒ：中等症；wheezing，sBP 70〜90	→アドレナリン1/3管 im
ⓓ：軽症；じん麻疹，sBP＞90	→経過観察

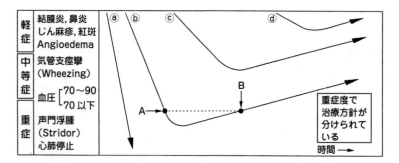

同じ血圧70でもA地点ならばアドレナリン投与だが，B地点なら大量輸液だけで粘るのもあり．

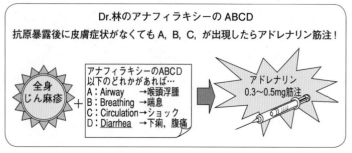

じん麻疹を伴わないものが10〜20％．抗原暴露＋ABCでアドレナリン投与を．

3. **血圧低下群にはアドレナリンだけでなく大量輸液が必須！**
   □血圧が安定しないという場合ほとんどが輸液不足
   ・sBP＞90 を目標に 1 L を 30 分毎，総量 2～3 L が必要

4. **アドレナリン 1/3 管筋注 2 回で無効の場合**
   ■肥満
   ・筋注のつもりが皮下注になっている → 長針に変えて投与
   ・体重増のために 1/3 管では不足 → 1/2 管に増やしてみる
   ・アドレナリン点滴静注（生食 100 cc にアドレナリン 1 管混注）
   ・急速輸液を増やしてみる
   ■β 遮断薬，α 遮断薬，ACE 阻害薬を内服中（青本リンク Case 37）
   ・グルカゴン 1 mg の im～iv を 5 分毎に繰り返す
   　グルカゴンを最初から使用しない，必ずアドレナリンの投与後

5. **アドレナリンが比較的禁忌群**
   ■酸素と急速大量輸液を開始して必ず応援要請

・虚血性心疾患	・三環系抗うつ薬
・高血圧	・MAO 阻害薬
・甲状腺機能亢進症	・妊婦

   〈対処例〉
   ・できるだけ酸素と急速大量輸液で粘る
   ・控えめのアドレナリンをゆっくり投与
   ・控えめのアドレナリン投与後にグルカゴンの投与

御触書

アナフィラキシーの重症化防止策
初めての投与，久しぶりの投与のときは以下を守る
1. 急変に対処しやすい場所で自分がやる
2. 側注ではなく点滴静注でやる
3. ゆっくり開始して次第にスピードアップする

アナフィラキシーの原因

- 抗菌薬, 解熱鎮痛薬, ヨード性造影剤, 生物学的製剤
- 蜂, 蟻, ハムスター, アニサキス
- クラゲ刺症→PGA アレルギー (納豆, 化粧品保湿剤, 徐放剤)
- ダニ咬症→Alpha-gal 症候群 (赤身肉)
- 猫の上皮→Pork-cat 症候群 (豚肉, 牛肉)
- 食物 (鶏卵, 乳製品, 小麦, 蕎麦, ピーナッツ, エビ, 大豆, 果物)
- ラテックス-フルーツ症候群 (アボカド, キウイ, 栗, バナナ)
- 花粉→花粉-食物アレルギー (野菜, 果物)
- 食物依存性運動誘発アナフィラキシー (小麦, 甲殻類)

---

6. アナフィラキシーと鑑別を要するもの

■ヒスタミン中毒
- 青身の魚 (サバ, イワシ, サンマ, マグロなど) で多い
- 食後 10 分〜数時間以内の発症
- 同じ物を食べた複数患者に発生
- じん麻疹, 腹痛, 嘔吐, 下痢

□遺伝性血管浮腫

□薬剤性血管浮腫 (ACE 阻害薬)

□中華料理店症候群
- 調味料に含まれる MSG (Monosodium Glutamate)
- 食後 10 分〜1 時間で発症
- 顔面紅潮, 頭重感, 胸部不快感, 嘔気, 嘔吐
- 胸部不快感のために ACS を疑われる

[推奨文献]
Houchens N, et al : Hunting for a diagnosis. *N Eng J Med*　**384** : 462-467, 2021.

16 耳鼻咽喉科の救急

☑ Stridor か Wheezing かで対診科が変わる！

☑ 5 Killer Sore Throat を知るべし！

☑ 急性喉頭蓋炎に強くなれ

☑ 緊急外科的気道確保は輪状甲状切開である

☑ 高齢者の鼻出血を甘く診るな

【症例】

53歳の男性．

一昨日から咽頭痛と発熱が出現し，昨日は嚥下痛のために物が飲み込めず，仕事を休んで水分だけ飲んでいた．1時間前から息をするとヒューヒュー音がして苦しいと言う．

意識清明，BP 142/92，P 92（整），SpO$_2$ 94，R 20，T 37.9

咽頭に軽度の発赤，聴診器なしに喘鳴を聴取する．

研修医は気管支喘息を疑い，吸入を開始したが喘鳴はひどくなりチアノーゼが出現した．

指導医を呼ぶと，この喘鳴は Wheezing ではなく Stridor だよと言い，輪状甲状切開の準備を始めた．急性喉頭蓋炎であった．

1. Stridor か Wheezing かで対診科が変わる

Stridor 吸気 ➡ 麻酔科, 耳鼻科　　　Wheezing 呼気 ➡ 内科, 小児科

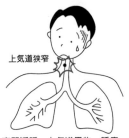
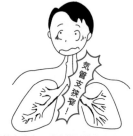

上気道狭窄

声門浮腫, 上気道異物, 腫瘍,
急性喉頭蓋炎, クループ症候群

気管支喘息, 喘息様気管支炎(1歳半以下),
COPD＋下気道感染, 左心不全(心臓喘息)

2. 5 Killer Sore Throat を知るべし

① **急性喉頭蓋炎**(青本リンク Case 32)
　・中年〜初老の喫煙男性
　・嚥下痛が強いのに診察で咽頭, 扁桃に所見がないときに疑う
　・頸部側面の X 線撮影か喉頭ファイバー

② **下顎領域感染症**(典型的なものは Ludwig 膿瘍)
　・下顎臼歯の感染が拡大して蜂窩織炎となる
　・口腔底〜下顎部〜頸部の腫脹が著明

③ **咽頭外側部感染症**(青本リンク Case 40)
　・頸動脈鞘(頸動静脈, IX-XII脳神経などが通る)に生じる感染症
　・扁桃周囲膿瘍, 歯科感染症, 細菌性耳下腺炎, 乳突炎からの拡大

④ **Lemierre 症候群**
　・咽頭炎がいったん軽快, 数週間後にリンパ管を介して頸動脈鞘感染
　・感染性血栓性頸静脈炎, 全身細菌性塞栓→多発肺膿瘍
　・*Fusobacterium n.* が血培で生えたらこれを疑う

⑤ **咽頭後部感染症**(典型的なものは咽頭後壁膿瘍)
　・成人では鶏の骨などの外傷後, 小児は扁桃腺炎の合併症
　・頸部側面の X 線撮影が役立つ
　・頭蓋底基底部から横隔膜まで一気に感染が拡大する

3. 主訴「喉が痛い」が耳鼻科とは限らない
- ・ACSや動脈解離が咽頭痛で受診することがある
- ・亜急性甲状腺炎が「喉が痛い」と受診することがある

4. 緊急の外科的気道確保は輪状甲状切開である
■成人でStridorが出現したら緊急気道確保
- ・(喉頭ファイバーによる) 気管挿管 (麻酔科, 呼吸器内科)
- ・外科的気道確保 (耳鼻科)

  15〜20分の余裕があるときは気管切開

  2分以内にやるべきときは輪状甲状切開

5. 大量鼻出血
■高齢者, 高血圧, 糖尿病, 肝硬変, 腎不全, 出血傾向患者
- ・鼻腔後部出血は前方からのガーゼタンポンが無効
- ・膀胱留置カテーテルを両側の鼻腔から1本ずつ挿入し, バルーンを膨らませて手前に引っ張る (+前方からのガーゼタンポン)

6. 鼻腔異物
- ・吸引カテーテルの先端をハサミで切って吸引 (球形の異物)
- ・患児の健側鼻を押さえて, マウスツーマウスのようにして母親に口をフッと吹いてもらうと, プッと鼻から異物が顔を出してくる

7. 外耳道異物
昆虫:キシロカイン® かアルコールで殺して翌日耳鼻科で除去
- ・高濃度 (>70%) アルコール綿球で外耳道を塞ぐ
- ・2%Lidocaine (キシロカイン®) を外耳道に垂らす

御触書

- ●即, 耳鼻咽喉科に対診群
    5 Killer Sore Throat, 大量鼻出血
- ●24時間以内に耳鼻咽喉科に対診群
    突発性難聴, メニエール病
    顔面神経麻痺, ラムゼイ・ハント症候群

腹痛・嘔吐

☑ 腹痛だから消化器疾患とは限らない

☑ 最初の自発痛，現在の圧痛が鑑別には重要

☑ 高齢者では血管性急病と大腸穿孔を考える

☑ 大動脈以外の動脈解離をマークする

☑ 虫垂炎，胆石，腸閉塞に強くなれ

【症例】

ヘビースモーカーの 52 歳の男性．

1 時間前に背部痛が出現しやがて心窩部痛も加わり受診．

意識清明，BP 156/92，P 92（整），SpO$_2$ 98，R 20，T 36.4℃

背部・心窩部にひどい自発痛があるも，圧痛ははっきりせず．

研修医は心電図，血液検査，腹部単純 CT を施行したが決定打はなく，鎮痛薬を処方して帰宅させた．

翌朝，放射線科医が夜間の腹部単純 CT を読影して異常（腹腔動脈分岐部周囲の脂肪織）を指摘．患者宅へ電話すると，すでに別の病院で腹腔動脈解離と診断されて緊急入院したという．

1. 腹痛だから消化器疾患とは限らない

- ・心窩部痛は急性心筋梗塞を考慮（青本リンク Case 44）
- ・喫煙者，高齢者では血管性急病を考慮して造影 CT
- ・男子の下腹部痛では精索捻転を考慮して陰嚢触診
- ・若い女性では異所性妊娠破裂を考慮して妊娠反応

2. 最初の自発痛部位と現在の圧痛部位を区別する

■自発痛だけの初期は血管支配領域の臓器全部を考慮する

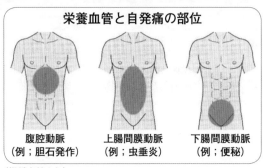

栄養血管と自発痛の部位

腹腔動脈
（例；胆石発作）

上腸間膜動脈
（例；虫垂炎）

下腸間膜動脈
（例；便秘）

（推奨文献より）

■圧痛があるなら圧痛部位の奥の臓器疾患を考える

圧痛がはっきりしないときは検索範囲を広げる

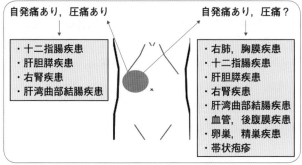

自発痛あり，圧痛あり

- ・十二指腸疾患
- ・肝胆膵疾患
- ・右腎疾患
- ・肝湾曲部結腸疾患

自発痛あり，圧痛？

- ・右肺，胸膜疾患
- ・十二指腸疾患
- ・肝胆膵疾患
- ・右腎疾患
- ・肝湾曲部結腸疾患
- ・血管，後腹膜疾患
- ・卵巣，精巣疾患
- ・帯状疱疹

（18 章 p.79 参照）

［推奨文献］
腹痛を考える会：4 虫垂炎は「心窩部痛」か「臍周囲痛」か．腹痛の「なぜ？」がわかる本．医学書院，pp15-20，2021．

3. 高齢者は血管性急病と大腸穿孔から考える

■AAA 破裂，大動脈解離，腹腔動脈解離，上腸間膜動脈閉塞
（青本リンク Case 48）

■S 状結腸穿孔，大腸穿孔 （青本リンク Case 46）

・大腸穿孔は「便秘の痛み」と誤認される

御触書

「便秘の痛み」は誤診の始まり
便秘の痛みの三原則
1．自発痛は下腹部正中の間欠痛
2．圧痛は左下腹部
3．腹痛発作時に聴診すると蠕動音亢進

4. 大動脈以外の動脈解離をマークする （青本リンク Case 22，54）

・30～50 歳代の喫煙患者で考慮

・背部痛，側背部痛を主訴に受診する傾向がある

・単純 CT では解離周辺の脂肪織の増強が手がかり

〈例〉

後頸部～後頭部痛；椎骨動脈解離→小脳脳幹梗塞，SAH

胸痛；冠動脈解離→急性心筋梗塞

背部痛，心窩部痛；腹腔動脈解離→腹腔内出血

側背部痛；脾動脈解離→脾梗塞

側腹部痛；腎動脈解離→腎梗塞

臍周囲痛；上腸間膜動脈解離→腸梗塞

5. 三大急性腹症に強くなれ！

■虫垂炎；診断が難しい群をマークする（青本リンク Case 42）

・小児，高齢者，精神科患者，大酒家，妊婦（20 章 p.86 参照）

・初期は心窩部・臍周囲痛だけで診断困難

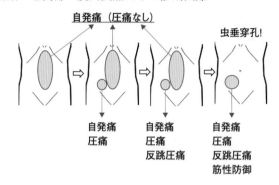

・抗菌薬での保存的治療群の 3 割は後日手術となる

・糞石を認める場合は，即外科対診

■胆道結石；4 群に分けて緊急性を判断する（青本リンク Case 45）

・総胆管結石嵌頓＋上行性胆管炎は深夜でも即対診

自発痛 圧痛	発熱 WBC↑, CRP↑	ALP↑	AST，ALT, T-Bil.↑ （＋Amylase）↑	診断	対応
一時的	なし	なし	なし	胆石疝痛発作	帰宅可 翌日外来予約
持続的	あり	なし	なし	胆石胆嚢炎	要入院 抗菌薬開始 翌朝に対診
一時的	なし	あり	なし	総胆管結石発作 （一時的嵌頓）	要入院 抗菌薬開始 即，対診
持続的	あり （悪寒戦慄）	あり	あり	総胆管結石嵌頓 上行性総胆管炎 （＋膵炎）	要入院 抗菌薬開始 即，応援要請

■腸閉塞；手術適応患者を選別する（青本リンク Case 47）

・開腹手術歴がある患者は最終食事を聞く

　（筍，コンニャク，椎茸，柿，餅，昆布巻き）

・開腹手術歴がない腸閉塞はヘルニア，腸重積，異物

　（鼠径ヘルニア，大腿ヘルニア，閉鎖孔ヘルニア）

・小腸閉塞と大腸閉塞を区別する

　（大腸閉塞は大腸捻転か大腸癌➡緊急性高い）

・高齢女性の股関節痛？　では閉鎖孔ヘルニア嵌頓を忘れない

　（青本リンク Case 60）

・高齢の腸閉塞は嘔吐による誤嚥性肺炎を合併している

御触書

即，消化器外科対診の腸閉塞
・間欠痛が持続痛に変化した腸閉塞
・平滑筋弛緩薬が効かない痛み
・限局した圧痛の増強
・体温↑，白血球数↑，CRP↑，LDH↑，CPK↑
・精神科患者，高齢者の腸閉塞
・開腹手術歴のない腸閉塞
・大腸閉塞

寺子屋問答

研修医　腸閉塞とイレウスは同じ意味なんでしょうか？

救急医　機械的な閉塞の場合に腸閉塞，低Ｋ血症などで起こる腸管麻痺をイレウスと呼び，区別して使われるべきです．

研修医　じゃあ「サブイレウス」という病名はどうなんでしょう？

救急医　正式な医学用語ではなく定義も不明確なので僕は使いません．完全閉塞でないときは不完全腸閉塞と表現します．

6. 「胃腸炎」は誤診の始まり

■研修医の先生が輸液だけして帰してよい胃腸炎

- ・乳児や高齢者ではない
- ・基礎疾患（癌，糖尿病，肝硬変，腎不全，免疫低下）がない
- ・悪寒戦慄や高熱がない
- ・腹痛より悪心・嘔吐が先行している
- ・嘔吐が頻回ではない（＜5回/日）
- ・水様〜軟便が3回以上
- ・腹痛が軽く圧痛も軽微
- ・発症して3日以内

■胃腸炎の誤診診断を知るべし

- ・急性下壁心筋梗塞
- ・劇症型ウイルス性心筋炎（青本リンク Case 41）
- ・急性虫垂炎（青本リンク Case 42）
- ・糖尿病性ケトアシドーシス（青本リンク Case 43）

7. X線（胸部立位，腹部立位，KUB）が有用な5つ

① ニボー（腸閉塞）
② 遊離ガス（腸管穿孔）
③ 異常なガス（気腫性胆嚢炎，気腫性腎盂腎炎）
④ 異常な石灰化像（胆石，尿管結石，卵巣皮様嚢腫）
⑤ 異物（肛門異物）

8. 腹部単純だけか造影CTもするかは指導医に相談

- ・造影剤のアナフィラキシーは恐れるべし
- ・造影剤による腎機能障害を恐れるな（エビデンス希薄）

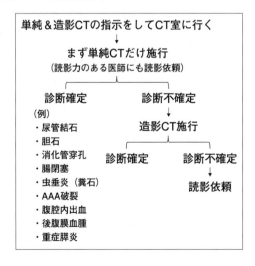

9. 主訴「嘔吐」は＋アルファ（随伴症状）を聞き出す

■随伴症状はこちらが聞くまで言わない患者がいる

- ・めまい；小脳出血，小脳脳幹梗塞
- ・頭痛；クモ膜下出血，脳内出血，硬膜下血腫，脳腫瘍，急性水頭症
- ・頸部痛；大動脈解離，椎骨動脈解離
- ・胸痛；急性心筋梗塞
- ・背部痛；大動脈解離
- ・側腹部痛；尿管結石，腎梗塞
- ・腹痛；腸閉塞，胆石疝痛，虫垂炎，腹部大動脈破裂
- ・下腹部痛；精索捻転，卵巣茎捻転
- ・肩痛；急性心筋梗塞
- ・腰痛；腹部大動脈破裂
- ・股関節痛；閉鎖孔ヘルニア嵌頓
- ・四肢痛；四肢動脈閉塞，大動脈解離，壊死性筋膜炎

■随伴症状が不明の嘔吐

- ・めまいを言葉で訴えない耳鼻科，中枢神経性めまい
  体位変換時に嘔吐していることが多い
  - 救急隊ストレッチャーから救急室のストレッチャー
  - 救急室のストレッチャーから CT 台
  - CT 台から救急室のストレッチャー
  - 開眼したとたんに嘔吐する
  - 診察で頭位を変換したときに嘔吐する
- ・腹痛を訴えない腸閉塞，イレウス
  - 嘔吐直前つらそうで，嘔吐すると楽な表情になる
  - 周期的に嘔吐を繰り返す，間隔が酷似
- ・発熱を認めない敗血症（26 章 p.102 参照）

□薬物血中濃度の検査で診断がつく嘔吐

- ・リチウム中毒（精神科通院中でリチウム内服中）
- ・バルプロ酸中毒
- ・ジギタリス中毒
- ・マグネシウム中毒（高齢者，腎機能＼，Mg 剤内服）
- ・テオフィリン中毒

18 泌尿器科の救急

- ☑ 40 歳以下の急性陰嚢痛は精索捻転から考える
- ☑ 一側の下腹部痛だけで受診する精索捻転がいる
- ☑ 尿管結石? のピットフォールを知るべし!
- ☑ 結石性腎盂腎炎,気腫性腎盂腎炎,フルニエ壊死は即,泌尿器科対診!

【症例】

8 歳の男子.

約 1 時間前から突然左下腹部痛で 23 時に受診.

診察室に入った直後に嘔吐した.

研修医は便秘によるものを考えて浣腸したが軽快せず,腹部エコー,腹部 CT を施行し,著変なしと判断して帰宅させた.

明け方,左陰嚢を痛がり再度受診して精索捻転と診断され,緊急手術となったが左精巣は壊死状態だった.

1. **40 歳以下の急性陰嚢痛は精索捻転として即泌尿器科対診！**
   - ・6 時間が勝負！　深夜でも即対診！
   - ■一側の下腹部痛だけで受診する精索捻転がいる！
   - ・圧痛が明確でない下腹部痛は陰嚢も診察する
   - （青本リンク Case 56）
   - ■外傷で精索捻転が起きることがある
   - ■精巣上体炎，精巣炎などと鑑別しようとするのは危険
   - ・発熱，膿尿，Prehn 徴候は決め手にならない
   - ・超音波 Doppler 検査も偽陰性が少なくない

2. **尿管結石？　は既往があるかないかで対応が変わる**
   - ■尿管結石の既往がある場合
   - ・尿潜血反応陽性＋エコーで水腎症ありなら即，鎮痛薬
     （KUB での結石読影は難，時間を節約するために減らそう）
   - ・エコーで水腎症がはっきりしないなら単純 CT±造影 CT
   - ・尿潜血反応だけでなく，尿沈渣で膿尿・細菌尿の有無も確認

   > **裏技伝授**
   >
   > 鎮痛剤が効いてくるまでは CVA の指圧がお勧め
   > ぐっと押して 10 数えて離す，を繰り返す

   > **要注意の尿管結石**
   >
   > ・結石性腎盂腎炎；敗血症に移行，即泌尿器科対診！
   >   女性に多い，体温，尿沈渣（膿尿，細菌尿）チェック
   > ・腎盂破裂；急激な腎盂圧↑で起こる，対診は翌朝でいい
   >   後腹膜に尿が漏れても感染尿でなければ緊急性はない
   > ・膀胱尿管移行部結石；膀胱炎様症状で受診
   >   尿沈渣で血尿だけで膿尿，細菌尿がないのが決め手

   - ■尿管結石の既往がない場合
   - ・エコーでまず AAA 破裂チェック，その後に水腎症探し
     AAA 破裂（腹部大動脈瘤）→尿管圧迫→水腎症の事例あり
     （青本リンク Case 53）
     傍腎盂嚢胞を水腎症と誤認し AAA 破裂を見逃した事例あり

■高齢者の尿管結石？ は背景から急病をマークする

御触書

高齢者の尿管結石？ のピットフォールズ
・高血圧→AAA 破裂，腹部大動脈解離
・心房細動→腎梗塞
・抗凝固薬→後腹膜血腫
・便秘→大腸穿孔

■側腹部～側背部痛の鑑別は多岐にわたる！
　・圧痛の有無がはっきりしないときは検索範囲を広げる

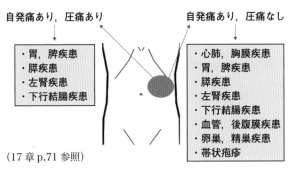

自発痛あり，圧痛あり

・胃，脾疾患
・膵疾患
・左腎疾患
・下行結腸疾患

自発痛あり，圧痛なし

・心肺，胸膜疾患
・胃，脾疾患
・膵疾患
・左腎疾患
・下行結腸疾患
・血管，後腹膜疾患
・卵巣，精巣疾患
・帯状疱疹

　　(17 章 p.71 参照)

3. 気腫性腎盂腎炎；即泌尿器科対診！
　・糖尿病，側腹痛，発熱，腎臓に一致してガス像あり
　・起炎菌は *E. Coli, Klebsiella p.* が多い
　・ドレナージか腎臓摘出が必要
　・複雑性尿路感染の抗菌薬 (24 章 p.107 参照) を開始

4. フルニエ壊死：即泌尿器科，形成外科対診
　・陰部の壊死性軟部組織感染，悪臭，ガス像あり
　・好気性菌＋嫌気性菌
　・緊急に広範囲デブリドマンが必要
　・抗菌薬は 28 章 p.122 参照
　　(青本リンク Case 63)

5. 尿閉

- 準夜帯に導尿だけで帰すと明け方, 尿閉で戻ってくる
- 膀胱留置カテーテルを挿入して翌日泌尿器科外来へ
- 尿閉の原因が内服薬のことあり

  (酔い止め, 風邪薬, 下痢止め, 精神科疾患治療薬)

6. 膀胱タンポナーデ (肉眼的血尿＋尿閉)

- 膀胱留置カテーテル挿入, 膀胱洗浄

裏技伝授

膀胱留置カテーテルが入らないとき

- 下着を脱がせてしっかり開脚させる
- キシロカインゼリー(50 cc 注射器で 40 cc)を外尿道口から注入
- 膀胱留置カテーテル挿入に再挑戦する

これでうまくいかないとき,
- 直腸診で便塊ありなら摘便して挿入再挑戦
- 16 Fr. で困難なとき, 太い 18 Fr. で挿入再挑戦
- 介助者に経直腸的に前立腺を挙上してもらいつつ挑戦
- 静脈留置針で恥骨上部を穿刺し輸液セットをつなぐ
- 恥骨上部穿刺で尿が出た後で挿入再挑戦

---

7. 精巣上体炎

- 50 歳以下；STD と考える

  抗菌薬は淋菌, クラミジア狙い

  例；Ceftriaxone 1g div＋Azithromycin 1g po
- 50 歳以上；一般的な尿路感染に準ずる (24 章 p.108 参照)

8. STD

- 淋菌性尿道炎；接触数日後, 強い排尿痛, 膿分泌
- クラミジア尿道炎；接触 1〜2 週間後, 軽い排尿痛, 漿液性分泌
- 梅毒；接触数週間後, 陰茎に無痛性潰瘍, 鼠径リンパ節腫大

9. 陰部潰瘍

- 梅毒；単発, 無痛, 潰瘍, 無痛リンパ節腫大
- 軟性下疳；多発, 有痛, 潰瘍, 有痛性リンパ節腫大
- ヘルペス；多発, 有痛, 水疱, 有痛性リンパ節腫大

19 婦人科の救急

- ☑ 異所性妊娠破裂を手遅れにしない！
- ☑ 月経周期のどの時期に発症したかが診断の鍵
- ☑ 卵巣出血を知る
- ☑ 発熱する婦人科疾患に強くなれ！
- ☑ 卵巣嚢腫は捻転と自己免疫性脳炎をマークする

【症例】

　32歳の女性が数時間前からの左下腹部痛で両親と受診．研修医が両親の前で「妊娠反応の検査をしていいですか」と聞くと，「夫は長期の海外出張なのでありえません！」と言う．

　妊娠反応は提出せず，腹部エコー，血液検査を施行するうちにショック状態となる．

　異所性妊娠破裂とわかり，手術の準備が始まる頃にはsBPが60台となり意識レベルも低下した．

1. 女性の腹痛は異所性妊娠破裂から考える

■妊娠の可能性を聞かず妊娠反応を提出する

・否定した患者の8％が妊娠していたという報告あり

・患者の一言で異所性妊娠を除外しない（青本リンク Case 59）

「数日前に生理が終わったばかり」「いま，生理中です」

「卵管結紮しましたから」「夫が不妊手術しています」

「パートナーは長期海外赴任中です」

「一昨日，婦人科で妊娠していないと言われました」

「3日前に婦人科で搔爬手術しました」

「1週間前に産科で妊娠していると言われました」（正所異所同時妊娠）

■妊娠反応は同意を得てやる検査ではない

・同意を求めて拒否されると，診断が遅れトラブルになる

・同意なしに妊娠反応検査をして陰性のときに丁寧に説明する

同意なしの妊娠反応が陰性だったときの説明

ごめんなさい，黙って，妊娠反応の検査をさせていただきました.
結果は陰性でした.なぜ，同意なしに検査したかと言いますと，同意を得ようとして検査を拒否され異所性妊娠破裂が手遅れになって死亡した例があるのです.
そして妊娠だとわかると，いくつかメリットがあるのです.例えば，
①ほかの検査が要らなくなる（妊娠悪阻）
②異所性妊娠など異常妊娠の早期発見，対処
③正常妊娠で産めない場合の手術が安全な時期に可能
④正常妊娠なら，放射線検査を避け，安全な薬を使用可能
こういう理由で若手医師を教育する指導医も，患者の話を聞くより妊娠反応をすることを強く推奨しているのです.
（頭を下げながら）どうぞご理解ください.

・妊娠反応は尿が得られないときには血液でも可能

■心窩部痛を主訴に受診する異所性妊娠破裂がある

■腹痛を訴えず，めまいや失神で受診することがある

■大出血でも頻脈にならない場合がある（「相対的徐脈」13章 p.57参照）

2. 若い女性の下腹部痛（★；妊娠反応陽性で大量出血）

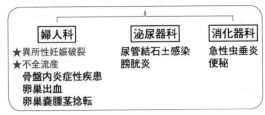

婦人科	泌尿器科	消化器科
★異所性妊娠破裂	尿管結石±感染	急性虫垂炎
★不全流産	膀胱炎	便秘
骨盤内炎症性疾患		
卵巣出血		
卵巣嚢腫茎捻転		

3. 月経周期のどの時期に発症したかが診断の鍵

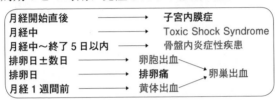

月経開始直後	→	子宮内膜症
月経中	→	Toxic Shock Syndrome
月経中～終了5日以内	→	骨盤内炎症性疾患
排卵日±数日	→	卵胞出血
排卵日	→	排卵痛 ┐ 卵巣出血
月経1週間前	→	黄体出血 ┘

4. 発熱する婦人科疾患は絞り込める！

■PID 骨盤内炎症性疾患（青本リンク Case 58）
・月経中～終了後5日以内に発症
・肝周囲炎（Fitz-Hugh-Curtis 症候群），脾周囲炎
・不妊症，異所性妊娠の原因になる→疑ったら即，抗菌薬
　例；Ceftriaxone 1g div＋Azithromycin 1g po

■Toxic Shock Syndrome；タンポン使用，発熱，BP↓，紅斑
□感染性異所性妊娠；女性の下腹部痛は熱があっても妊娠反応
□子宮留膿腫（破裂）；高齢者，（急激な）腹痛，発熱，汎発性腹膜炎

5. 卵巣嚢腫

・茎捻転では最初に側腹部痛で受診することあり
・歯の形の石灰化があったら奇形腫
・傍腫瘍性（自己免疫性）脳炎は腫瘍摘出で軽快
（青本リンク Case 5，85）

御触書

経口避妊薬使用中と聞いたら
骨盤内炎症性疾患，肝細胞腺腫（破裂）
脳静脈洞血栓症，下肢静脈血栓症→肺塞栓症

☑ 前置胎盤の怖さを知るべし！

☑ 子癇の初期対応を知るべし！

☑ 妊婦の軽い外傷を軽く扱わない

☑ 妊娠，分娩で増加する急病をマークする

【症例】

38 歳の女性．妊娠 33 週，para 1011※

午後から発症した右胸痛で準夜帯に受診．

意識清明，BP 128/86，P 98（整），SpO$_2$ 96，R 28，T 36.2

研修医は胸部 X 線撮影，心電図，胸部（単純）CT を施行して著変なしと判断して帰宅経過観察とした．

翌朝，放射線科医が胸部単純 CT を読影して肺塞栓の疑いが指摘され，患者は自宅から呼び戻された．左下肢深部静脈血栓症，肺塞栓症と診断された．

研修医は R 28 と SpO$_2$ 96 の解釈，心音聴診での 2 音の分裂，左下肢に強い浮腫，心電図の右室負荷所見などの見逃しを反省することになった．

※産婦人科医への対診の際には必ず para ○○○○で伝える
（例：para 1-0-0-1 mother）

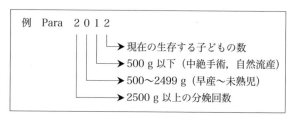

例　Para　2012

→ 現在の生存する子どもの数
→ 500 g 以下（中絶手術，自然流産）
→ 500〜2499 g（早産〜未熟児）
→ 2500 g 以上の分娩回数

1. 前置胎盤の怖さを知るべし！

御触書

妊娠 32 週以降の無痛性性器出血は前置胎盤を疑う！
2 カ所の太い輸液路確保, 輸血準備, 産科医コール！

■切迫早産, 前置胎盤, 胎盤早期剝離
・妊婦の性器出血, 下腹部痛, 破水？は必ず産科医対診

2. 妊娠高血圧症候群の対処を知る

妊娠高血圧症候群
①妊娠高血圧 妊娠 20 週以降に高血圧が出現し分娩 12 週までに正常化
②妊娠高血圧腎症 ①の妊娠高血圧に蛋白尿を伴うもの
③加重型妊娠高血圧腎症 妊娠 20 週以前からあった高血圧や蛋白尿が悪化するタイプ
④子癇 妊娠 20 週以降に初めて痙攣を起こし, 癲癇や二次性痙攣が否定できるもの

■降圧目標値は BP：140〜150/90〜100 （9 章 p.41）
・Hydralazine（アプレゾリン®）＋Nicardipine（ペルジピン®）

子癇では頭痛, 痙攣, 意識障害が軽快するまで
・Magnesium（マグネゾール®）2 管, 4 g/15 分で iv

□HELLP 症候群
・妊娠高血圧症候群の 4〜12%
・溶血（Hemolysis）
・肝酵素上昇（Elevated Liver Enzymes）
・血小板減少（Low Platelets）

□可逆性後頭葉白質脳症（PRES）（3 章 p.12, 9 章 p.41 参照）
・妊娠高血圧症候群が危険因子の一つ
・頭痛, 痙攣, 視障害, 意識障害
・MRI の T2 強調や FLAR で後頭葉に高信号域

3. **妊婦の軽い外傷を軽く扱わない**（「妊婦の外傷」p.218 参照）
   - 軽微な外傷でも 1〜4％に胎盤早期剥離

4. **妊娠，分娩で増加する重篤な急病をマークする**
   - ■クモ膜下出血；妊娠〜産褥期にかけて頻度上昇
   - □可逆性脳血管攣縮症候群；分娩後発症あり（3 章 p.12 参照）
     - 反復雷鳴頭痛，神経学的異常→後日，脳梗塞，SAH，脳出血あり
   - ■脳静脈洞血栓症；妊娠による凝固能亢進（3 章 p.12 参照）
   - □リンパ球性下垂体前葉炎；妊娠〜産褥期に多い
   - ■大動脈解離，冠動脈解離；妊娠〜産褥期にかけて頻度上昇
   - ■肺塞栓症；妊娠による凝固能亢進
     - 歩行開始後突然の呼吸苦，SpO_2低下
     - 分娩後，歩行開始直前に大腿静脈エコーを！

5. **妊娠，授乳中の急病の対処を知る**
   - ■気管支喘息；しっかり発作を止めないと胎児に悪影響
     - 薬剤，吸入剤はいつもどおり（抗アレルギー剤の安全性不明）
   - ■急性虫垂炎；妊婦で最多の外科救急
     - 症状，身体所見，血液検査があてにならず診断困難！
     - 右腎盂腎炎と誤認されることが多い（虫垂炎→血尿・膿尿あり）
   - ■尿路感染；脱水が胎児に悪影響，しっかり輸液する
     - 抗菌薬は 24 章 p.107 参照
     - Acetaminophen で子どもの発達障害が増える報告あり
       （投与は本人，夫，パートナー，産科医と相談して決める）
   - ■授乳中の乳腺炎
     - 抗菌薬はブドウ状球菌を意識（Cefazolin, Cefalexin）
     - 膿瘍形成；早急に切開排膿しないと敗血症になる
   - □ウイルス感染症
     - 妊婦は水痘などが重症化（肺炎，脳炎）しやすいので要注意

One Point Advice

妊婦・授乳中の薬剤

妊娠前～3週末	4～7 W	8～12 W	13 W以降
薬の影響なし	影響大（大奇形）	影響あり（小奇形起こしうる）	胎児機能障害（羊水減少，動脈管収縮など）

知っておきたい妊娠・授乳中に使える薬，使えない薬

薬効	○使える薬剤	×使えない薬
制吐薬	プリンペラン®，半夏厚朴湯，ビタミン B₆	ナウゼリン®（催奇形性）
解熱鎮痛薬	アセトアミノフェン®（第一選択） 葛根湯（風邪）	△イブプロフェン®・ロキソニン®は比較的安全で，妊娠中期は使えるが避けたほうがいい ×NSAIDs：妊娠最後14 wは避ける（動脈管閉鎖，羊水過少，新生児遷延性肺高血圧，新生児壊死性腸炎などをきたす）
鎮咳薬	デキストロメトルファン（メジコン®） 麦門冬湯	
抗ヒスタミン薬	ジフェンヒドラミン，クロルフェニラミン，小青竜湯，点鼻薬 レボセチリジン（ザイザル®），セチリジン（ジルテック®），ロラタジン（クラリチン®），フェキソフェナジン（アレグラ®）は安全	ほかの抗アレルギー薬は疫学研究乏しい
喘息	吸入薬はすべてOK β刺激吸入薬，吸入ステロイド	△テオフィリン（薬物離脱症候群）

抗菌薬	アモキシシリン系, セフェム系は安全 マクロライド系	△キノロン (使用経験少ない) ST 合剤 (新生児高ビリルビン血症) テトラサイクリン (歯牙黄色) アミノグリコシド (聴力・腎障害)
抗ウイルス薬	オセルタミビル®, ゾビラックス®, バルトレックス®	アビガン® (催奇形性)
胃腸薬	整腸薬 (乳酸菌, 酪酸菌, ビフィズス菌), 緩下剤, ロペラミド®	ラキソベロン® (子宮収縮), 大黄 (流産) ×サイトテック® (子宮収縮で流産)
消化性潰瘍薬	オメプラール®, ガスターネキシウム	タケキャブ® (使用経験ない)
抗血栓薬	ヘパリン △バイアスピリン® は分娩1 週間前に中止する (添付文書は妊娠 28 W まで)	ワルファリン (胎児頭蓋内出血)
降圧薬	○アプレゾリン®, ニカルジピン®	ACE 阻害薬, ARB (胎児腎障害)
抗不整脈薬		アミオダロン®
抗痙攣薬	○ミダゾラム (痙攣発作時. 半減期が 3 時間と短い)	×催寄形性 (神経管閉鎖不全)のものが多いので, 主治医に任せる

妊娠初期のみなら使用しても胎児に影響がない薬剤
(妊娠が発覚しても慌てなくていい. 可能なら使用中止にする)

抗真菌薬 (イトラコナゾール®, ミコナゾール®)
キノロン系抗菌薬 (レボフロキサシン®, シプロフロキサシン®)
カルシウム拮抗薬 (アムロジピン®, ニカルジピン®)
NSAIDs (ボルタレン®, インドメタシン®)
ACE 阻害薬, ARB (妊娠中期以降は胎児毒性をきたすため禁忌)

基礎疾患のある場合, 向精神薬, 抗不安薬, 抗うつ薬は主治医の指示に従う

[参考になる WEB]
1) 国立成育医療研究センター 妊娠と薬情報センター (https://www.ncchd.go.jp/kusuri/)
2) おくすり 110 番 妊娠とくすり (http://www.okusuri110.com/kinki/ninpukin/ninpukin_00top.html)

21 消化管出血

- ☑ 非典型的な消化管出血の受診を知る
- ☑ 第一報の「吐血」で内視鏡の準備をするな！
- ☑ 主訴「腹痛＋吐血」は消化管出血より急性腹症を考える
- ☑ 危険な下部消化管出血を選び出す
- ☑ P↗ ➡ 脈圧↘ ➡ BP↘ ➡ RBC↘, Hb↘, Hct↘ ➡ BUN↗

【症例】

　72歳の男性が「腹痛と吐血」を主訴に搬送された．

　研修医は上部消化管出血と判断して消化器内科に緊急内視鏡を依頼した．内視鏡では胃粘膜びらんがあるだけとのことだった．

　内視鏡後に腹痛が増強しているとのことで腹部CTを施行すると腸閉塞像があり，診察で鼠径ヘルニア嵌頓とわかる．

　よく聞くと腹痛を我慢しているうちに何回も嘔吐し，途中からコーヒー残渣様吐物になったという．研修医は鼠径部を診なかったことと，腸閉塞に内視鏡は腸管破裂のリスクがあるから禁忌だと厳しく注意された．

1. **消化管出血の非典型的な受診を知る**
   - ■主訴「下痢ぎみ」に消化管出血あり（青本リンク Case 49）
   - ■主訴「倒れて○○が痛い」にも消化管出血あり
     - ・消化管出血 ➡ 起立性低血圧 ➡ 転倒 ➡ 骨折（肋骨，腰椎）
     - ・高齢者の外傷は急病が隠れている（30 章 p.132 参照）
2. **第一報の「吐血」で内視鏡の準備をするな！**
   - ■コーヒー残渣様嘔吐だから消化管出血とは限らない
     - ・SAH，小脳出血の頻回嘔吐後 ┐ （青本リンク Case 51）
     - ・腸閉塞の頻回の嘔吐後 ──────┼─コーヒー残渣様嘔吐
     - ・顔面骨骨折，頭蓋底骨折で飲み込んだ血液を嘔吐
   - ■医療面接とバイタルサインで見抜く
     - ・嘔吐前に先行した症状（頭痛，回転性めまい，腹痛）
     - ・何回目の吐物からコーヒー残渣様になったのか
       消化管出血の場合は 1，2 回目から赤黒い〜コーヒー残渣様
     - ・消化管出血なら BP↓，P↑のはず
3. **消化管出血だけの患者はほとんど腹痛を訴えない**
   - ■主訴「腹痛＋吐血」では最初に内視鏡は危険！
     急性腹症の検索から開始するべし
     - ・腸閉塞→頻回嘔吐→コーヒー残渣様嘔吐
     - ・抗凝固薬内服中，胆石疝痛発作→コーヒー残渣様嘔吐
4. **急性の出血量を血算で判断しない**
   P↗ ➡ 脈圧↘ ➡ BP↘ ➡ RBC↘，Hb↘，Hct↘ ➡ BUN↗

御触書

救急室における消化管出血の判断（Dr.寺澤流）

血圧	Hb	BUN	MCV	判定
↓	→	→	→	1 時間前から急激に出血
↓	↘	→	→	数時間前から急激に出血
↘	↓	↗	→	数日前からゆっくり出血
↓	↓	↗	→	数日前から＋数時間前から急激に出血
↘	↓	↑	↘	1 カ月以上前から＋数日前からの出血
→	↓	→	↓	1 カ月以上前から少しずつ出血

5. 危険な下部消化管出血を選び出す

■血便と血性下痢を区別するべし

・血便は救急輸血，内視鏡，止血術の可能性あり

・血性下痢で輸血になることはない

・区別は何回目の下痢から赤くなったのかが鍵

血性下痢；黄色下痢〜水様便の 4，5 回目以降から血便

出血病変；1，2 回目の排便から血便

■大量下血の候補（青本リンク Case 50）

・憩室症，大腸癌，血管形成異常，クローン病

大量（下部消化管）出血の危険因子

・出血助長薬使用中（NSAIDs，抗血小板薬，抗凝固薬）

・一過性意識消失

・下痢がない

・腹部に圧痛がない

・sBP＜100

・アルブミン＜3 g/dL

■直腸診と肛門鏡で即対診患者を選び出す

・直腸診で腫瘤が触れる

・肛門鏡で腫瘤からの出血が確認できる

・肛門鏡で奥からどんどん血液が流れてくる

■直腸診と肛門鏡で決定打なしなら救急室で経過観察

・本格的な下部消化管出血は数回以上／時の下血あり

・最初に変化するのは P↗，次に脈圧↘，そして BP↘

BP↘や RBC↘，Hb↘，Hct↘が出る前に行動開始！

・β遮断薬内服中の高齢者は P↗が起きないので要注意

（「相対的徐脈」13 章 p.57 参照）

6. 大量出血の場合は低空飛行を目指す

■太い輸液路 2 本，消化器科対診，輸血準備

■止血処置（内視鏡，塞栓術，手術）までは低空飛行を維持

・sBP を 80〜90 に維持する（13 章 p.58 参照）

- ☑ 肝硬変症の身体所見に強くなれ！
- ☑ 肝硬変患者の発熱では特発性細菌性腹膜炎を忘れない
- ☑ 腎不全では高 K 血症と尿毒症性肺をマークする
- ☑ 高 K 血症の緊急治療はカルチコール®2 管静注
- ☑ CAPD の患者の発熱では細菌性腹膜炎を考える

【症例】

56 歳の肝硬変症の男性.

昨日から微熱が出て全身倦怠感が強く，食欲がないと受診.

意識清明, BP 116/80, P 92 (整), SpO$_2$ 98, R 18, T 37.7

腹部にごく軽度の圧痛がある. 研修医は血液検査と腹部 CT をしたが以前からの腹水以外に著変を認めず，帰宅経過観察とした.

翌日，羽ばたき振戦と意識障害で救急搬送され，**特発性細菌性腹膜炎＋肝性脳症**と診断される.

【肝不全】

1. 肝硬変症の身体所見に強くなれ！

- 上前胸部の蜘蛛状血管腫，手掌紅斑，女性化乳房
- 腹壁静脈の怒張，腹水，下肢浮腫

2. 肝性脳症の引き金をマークする

- 感染症；肝硬変の患者が発熱して受診したら必ず要精査
- 消化管出血（出血性胃潰瘍，食道静脈瘤破裂）
- 低 K 血症（浮腫のために処方される利尿薬の影響）
- 便秘

3. 肝硬変症特有の感染症

■特発性細菌性腹膜炎；治療後 1 年以内に半数が再発

- 原因不明の発熱では必ず考える
- 腹水の白血球数＞1,000/mm^3，好中球＞250/mm^3 ➡ 抗菌薬
- 腹水のグラム染色，培養
- 起炎菌；大腸菌＞*Klebsiella*＞肺炎球菌＞＞ブドウ球菌
- Cefotaxime（クラフォラン®）：2 g，3 回／日×10～14 日

　　または Ceftriaxone（ロセフィン®）：1～2 g，1 回／日×10～14 日

■*Vibrio Vulnificus* の壊死性筋膜炎 （28 章 p.122）

- 南西部の魚介類
- 激しい痛み，発熱，急速進展
- 抗菌薬＋広範囲デブリドマン（外科系医師への対診）

4. 肝硬変症患者特有の腹痛をきたす疾患

- 肝癌破裂
- 門脈血栓症
- 脾摘されていたら腸間膜静脈血栓症を考える

5. 肝硬変症がなくても高アンモニア血症がある！

> - バルプロ酸（デパケン®）（1 章 p.3）
> - ウレアーゼ産生菌による尿路感染
> - 消化管出血，便秘
> - 腎機能障害～尿毒症
> - 痙攣重積
> - 門脈-体循環シャント

【腎不全】

1. 高K血症

■月水金の透析患者では月曜明け方が危険

■主訴；全身倦怠感で受診する→待合室で待たせない

・K値と心電図は相関しない（p.95参照）

・心電図モニターでP波が消失したら緊急治療！

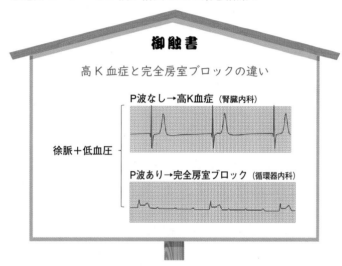

御触書

高K血症と完全房室ブロックの違い

P波なし→高K血症（腎臓内科）

徐脈＋低血圧

P波あり→完全房室ブロック（循環器内科）

■対処は3段階

①ショック，P波消失➡カルチコール®2管iv, 無効なら5分毎2回目
（カルチコール®はK値を変えずに心電図を改善する）

②低血圧，P波あり➡ブドウ糖＋インスリンiv

　　　　　例；インスリン8U＋50％ブドウ糖40 ccをiv

（ブドウ糖＋インスリンはK値を下げる）

③高K血症，P波あり➡心電図モニターとバイタルサインチェック

■原因として多い薬剤を知る（青本リンクCase 81）

・Spironolactone（アルダクトン®）

・ACE阻害薬

・NSAIDs

2. CAPD（腹膜透析）患者

■細菌性腹膜炎をマークする

・腹痛や原因不明の発熱では必ず考える

・透析液に100/mm^{3}以上の白血球があれば確定

・混濁を認めた廃液バッグを持参させて起炎菌検索

One Point Advice

電解質異常治療の 4 原則

1. 電解質異常と体液不足（血圧低下）が両方ある場合には, 体液補充を優先

　低 Na 血症や高 Na 血症などの電解質異常がある場合でも, 体重減少, 血圧低下などの体液不足がある場合には, まずリンゲル液や生理食塩水などで体液補充を優先させ, 血圧（循環状態）が安定した時点で, 低 Na 血症や高 Na 血症が持続しているならば, 輸液の内容を考える. 筆者の経験では血圧が安定するくらいにリンゲル液や生理食塩水が補充されると, 低 Na 血症も高 Na 血症も改善していることが多い.

2. 電解質異常が症状を出している（患者を危険にさらしている）場合に治療

　例えば血清 Na が 108 mEq/L でも患者が意識清明でなんら苦痛を示していないなら, 少なくとも緊急治療の対象ではない. しかし, 血清 Na が 126 mEq/L でも患者が頭痛, 嘔吐を呈しているなら, その低 Na 血症は治療しなくてはならない. 同様に, 血清 K が 6.8 mEq/L でも, 心電図変化をきたしていないなら治療の対象にする必要はないが, 血清 K が 5.9 mEq/L でも心電図で P 波が消失し, 尖った T 波で, 徐脈なら, 緊急治療の対象となる. 前者はゆっくり起きたものであり, 後者は急激に起きたのである.

3. 正常値から異常値になったスピードに合わせて戻す

　数時間で上がった（下がった）異常値は数時間で, 数日で上がった（下がった）異常値は数日で, 数カ月で上がった（下がった）異常値は数カ月で戻すべきである. 数カ月かかった異常値を, 数時間で戻すと必ず危険なことが起きると覚えておく.

4. Acute on Chronic の治療目標は Chronic の数値

　統合失調症では慢性の水中毒で軽度の低 Na 血症（120 台 mEq/L）の状態の患者がいる. この患者が統合失調症の悪化に伴い, 水中毒の増悪が加わると低 Na 血症も悪化して意識障害や痙攣で搬送されてくる. このような Acute on Chronic の場合には, 普段の軽い低 Na 血症の数値を治療目標にするべきである.

　慢性腎不全患者の軽い高 K 血症から, 心電図で P 波が消失するくらいの高 K 血症で受診した場合も普段の軽い高 K 血症まで下げればよい. 正常値まで戻すのはかえって危険かもしれない.

　COPD の急性増悪でも, 治療目標値は普段の $PaCO_2$ にとどめるべきである. もし人工呼吸器などで一気に正常値にまで改善させると, 急激なアルカレミアのため重篤不整脈や痙攣などが起きる.

23 | 内分泌疾患の救急

☑ **非典型的な低血糖をマークするべし！**

☑ **片麻痺，半身痙攣で受診する高浸透圧性高血糖**

☑ **正常血糖ケトアシドーシスをマークする**

☑ **すべてのバイタルサインが上昇したら甲状腺クリーゼを考える**

☑ **副腎不全の血液異常（BUN↗, Na↘, K↗, BS↘）を知るべし**

【症例】

　　32歳の女性．

　　無断欠勤が続いたため同僚がアパートに見にいって発見し，救急搬送された．部屋に嘔吐の跡あり．

　　JCS 30, BP 186/102, P 124（不整）, SpO$_2$ 99, R 24, T 39.8 会話不能，項部硬直なし，四肢筋力左右差なし．

　　研修医は熱中症や髄膜脳炎などを疑い，冷却，血液培養，抗菌薬，頭部CTスキャン，腰椎穿刺，MRIなどを施行した．

　　体温が38℃台になっても意識レベルは改善しなかったので指導医に相談すると，心電図モニターを見てこんな若い女性の心房細動と発熱は甲状腺クリーゼだろうという．触れてみると甲状腺腫大もあり，甲状腺の聴診でBruitもあった．

【糖尿病】

1. 非典型的な低血糖を知る

- ・低血糖性片麻痺→脳卒中と誤認（青本リンク Case 1）
- ・言動がおかしい→精神科疾患，脳炎と誤認
- ・痙攣→癲癇と誤認

御触書

代謝性脳症でも神経学的左右差が出る
低血糖，HHS，肝性脳症，ウェルニッケ脳症，尿毒症

■低血糖から回復しても帰すかどうかは指導医か主治医と相談
- ・内服薬の効果が持続して再度低血糖になる恐れあり
- ・食欲低下の原因に感染症などが隠れていることがある

2. 正常血糖ケトアシドーシスをマークする

- ・SGLT2 阻害剤内服中患者の悪心・嘔吐
- ・尿ケトン，静脈血ガス分析，血中ケトン体測定

■高浸透圧性高血糖症（HHS）（青本リンク Case 78）
- ・片麻痺，半身痙攣で脳卒中と誤診される
- ・不十分な輸液でのインスリン投与はショックになる！

□DKA と HHS の混合型が 20%
- ・どちらも急速輸液が最優先，次にインスリン持続点滴
- ・インスリン；DKA 0.1 μ/kg/時，HHS には 0.05 μ/kg/時

3. 糖尿病患者の不定愁訴受診は要精査

- ・全身倦怠感，肩凝りなどで ACS が受診する（8 章 p.36）
- ・尿ケトン陽性は DKA の初期だと思え！
  （DKA の 97% は尿ケトン陽性！）（青本リンク Case 43）

4. 糖尿病の感染症はガスを探せ！ →外科系医師も必要

- ・悪性外耳道炎（緑膿菌）
- ・鼻脳型ムコール症（真菌）
- ・気腫性胆嚢炎
- ・気腫性腎盂腎炎 ｝大腸菌，変形菌など
- ・気腫性膀胱炎
- ・壊死性筋膜炎，フルニエ壊死（混合感染）

DKA，HHS の初期治療

- **●急速大量輸液**　必ず２カ所確保する！
  1）最初の１時間に生理食塩水１〜２L，以後，１L/時で３〜４時間持続．
    インスリンより輸液が優先！輸液が不十分な状態でインスリンが投与されて血糖だけ正常化するとショックになる！
    ＊浸透圧利尿で多尿になるため，輸液量が追いつかないことが多い！
  2）血糖が 250〜300 mg/dL になったら，５％ブドウ糖の点滴静注開始（5〜20 g/時）．
- **●レギュラーインスリン点滴静注**
  DKA は 0.1 μ/kg/時，HHS は 0.05 μ/kg/時（約 100 mg/時で血糖低下）．
  血糖が 250〜300 mg/dL，HCO_3^- ＞18 or pH＞7.3 になるまで．
- **●カリウム**
  血清 K を 4〜5 mEq/L に維持（心電図 V_2 で T 波のフォローアップ）．
    a．K が 4〜5 mEq/L なら，K を 20 mEq/時のスピードで補充
    b．K が 5〜6 mEq/L なら，K を 10 mEq/時のスピードで補充
    c．K が 6 mEq/L 以上なら，K補充を中止
    d．K が 3〜4 mEq/L なら，K を 30 mEq/時のスピードで補充
    e．K が 3 mEq/L 以下なら，K を 40〜60 mEq/時のスピードで補充
  ＊最初の血清 K はアシデミアのために高めに出る！治療開始後は急速に低下する！
  ＊糖尿病性ケトアシドーシスの治療の失敗は K の補充不足による不整脈死が多い！
- **●重曹**　糖尿病性ケトアシドーシスの治療でメイロン®の投与は不要．
- **●リン**　ルーチンには必要なし．投与するなら，Phosphate 1.5〜2.5 mmol/時でリン酸カリウムの形で．
- ●糖尿病性ケトアシドーシスは早期よりインスリンが必要．
- ●高浸透圧性高血糖症は十分な輸液を優先し，カリウム値を見てから K を補正しつつインスリンを使い始める．

［推奨文献］
宗　杏奈，他：高血糖高浸透圧症候群．救急・集中治療　31：1036-1038，2019．

One Point Advice

代謝性アシドーシスの鑑別

1）アニオンギャップ
  $Na-(HCO_3^-+Cl)=10\sim12$
2）アニオンギャップの増加する代謝性アシドーシスは,
  I SLUMPED と覚える！

I	Iron, INH	鉄, イソニアジド
S	Salicylate	アスピリン中毒
L	Lactic acidosis	乳酸性アシドーシス（循環不全, 呼吸不全）
U	Uremia	尿毒症
M	Methyl alcohol	メチルアルコール中毒
P	Paraaldehyde	パラアルデヒド中毒
E	Ethyl alcohol Ethylene glycol	アルコール中毒 エチレングリコール中毒
D	Diabetic ketoacidosis	糖尿病性ケトアシドーシス

3）代謝性アシドーシス vs 呼吸性アルカローシス＋代謝性アシドーシス
  "純粋の"代謝性アシドーシスでは $HCO_3^-\times1.5+8=PaCO_2$ をみたす.
  もし実際に測定された $PaCO_2$ が $HCO_3^-\times1.5+8$ より少ない場合は代
  謝性アシドーシスに呼吸性アルカローシスが混在している．呼吸性ア
  ルカローシスが混在している場合は感染症の存在が強く疑われる．
  糖尿病性ケトアシドーシスや尿毒症では, 動脈血ガス分析のデータを
  見るとき, 必ずこれをチェックする．もし呼吸性アルカローシスが混
  在している代謝性アシドーシスなら, 発熱がなくても感染症探しは
  しっかりやるとともに, 救急外来の時点で抗菌薬をスタートする.
4）アニオンギャップの増加しない代謝性アシドーシスの鑑別
  消化器2つ, 泌尿器2つ, 薬物2つと覚える！
    消化器2つ：重症下痢, 膵瘻
    泌尿器2つ：尿管S状結腸吻合術, 尿細管性アシドーシス（腎後性腎
        不全, 慢性腎盂腎炎）
    薬物2つ：Acetazolamide（ダイアモックス®）, Ammonium Chloride
        （IVH）

【甲状腺】

1. **甲状腺クリーゼ**（2 章 p.8, 34 章 p.148 参照）（青本リンク Case 6）
   - （女性）家族歴聴取と甲状腺触知をルーチンにすると診断容易
   - 若い女性の熱中症？ 髄膜脳炎？ は甲状腺クリーゼも疑う
   - 若い女性の心房細動は甲状腺クリーゼも疑う
   - 甲状腺機能亢進症にヨード性造影剤は禁忌！
     否定せずに造影 CT をすると悪化させる！

御触書

　以下の 4 つがそろったら甲状腺クリーゼを疑う
- 発熱
- 中枢神経症状（興奮，精神症状，痙攣，意識障害）
- 循環器症状（頻脈，心房細動，高拍出量心不全）
- 消化器症状（嘔吐，下痢，腹痛）

2. **粘液水腫クリーゼ**（青本リンク Case 84）
   - 徐脈，低血圧の鑑別（11 章 p.50, 13 章 p.57 参照）
   - すべてのバイタルサインが下降したら粘液水腫と低体温症
   - 免疫チェックポイント阻害薬の副作用でもあり（25 章 p.109 参照）

3. **TSH でのスクリーニング**
   - 甲状腺ホルモン↑↓の患者は TSH だけで 98% 見つけられる

【副腎】

1. **副腎クリーゼ**（青本リンク Case 36）
   - 疑うべき血液異常（BUN↗, Na↘, K↗, BS↘）を知る（25 章 p.111 参照）
   - 食欲不振，体重減少，精査異常なし，心療内科通いで疑う
   - 免疫チェックポイント阻害剤の副作用でも起こる

2. **褐色細胞腫クリーゼ**
   - 高血圧，頭痛，体重減少
   - ヨード造影剤, Metoclopramide（プリンペラン®）, ステロイド禁忌
   - まず α 遮断薬，次に β 遮断薬（いきなり β 遮断薬は禁忌）

24 発熱・敗血症

- ☑ 主訴「風邪」でも命にかかわるものがある
- ☑ 寒気，悪寒，悪寒戦慄を区別して記載する
- ☑ 無熱性敗血症をきたす危険因子を知るべし
- ☑ 発熱性好中球減少症の原因となる薬剤を知る
- ☑ 敗血症は最初の6時間が勝負！

【症例】

悪性リンパ腫で化学療法を受けている46歳の女性．

「風邪で喉が痛い」ので解熱鎮痛薬を飲んでいたが良くならないと金曜の夜に受診した．

意識清明，BP 102/78，P 92（整），SpO$_2$ 98，R 24，T 37.7

研修医は咽頭の軽度発赤以外に著変を認めず，「上気道炎」として解熱鎮痛薬を処方して帰宅させた．

月曜日の明け方，ショックで緊急搬送され，好中球数が200しかなく発熱性好中球減少症，敗血症性ショックと診断される．後日，血液培養から緑膿菌が生えた．

1. 主訴「風邪」でも命にかかわるものがある
■急性喉頭蓋炎，好中球減少症は主訴「風邪」で受診する

御触書

上気道炎の診断（Dr.寺澤流）
① 鼻水，鼻閉　　② 咽頭痛　　③ 咳嗽
上記の 3 つのうち 2 つ以上あれば上気道炎とする.
① だけ，② だけ，③ だけが数日以上続く場合は精査対象

2. 寒気，悪寒，悪寒戦慄を区別して記載する
- 寒気；セーターをはおりたくなるくらい
- 悪寒；数枚の毛布や布団をはおりたくなるくらい
- 悪寒戦慄；歯がガチガチなるくらい（時に痙攣と誤認される）

3. 発熱を認めない敗血症がある
■無熱性敗血症をきたす危険因子を知る
- 解熱鎮痛薬，ステロイド，高齢者，悪性腫瘍，糖尿病，肝不全，腎不全，脳血管障害
- 解熱薬使用の有無も記載　例：37.4℃（カロナール®po，2 時間前）
- 低体温の患者が頻脈の場合は敗血症も考える

■血液培養
- 悪寒戦慄があった場合はできるだけ早く採取
- 発熱がなくても無熱性敗血症を疑ったら採取

4. 発熱性好中球減少症 （青本リンク Case 39）
■抗癌剤，抗甲状腺薬，抗癲癇薬，解熱鎮痛薬，抗菌薬など
- 白血球数<1,000，好中球<500 → 細菌感染必発
- 約 30〜50％で感染巣不明 → 血液培養だけが頼り

■初期治療の抗菌薬は緑膿菌狙いの β ラクタム系単剤
（例）・Tazobactam/Piperacillin（ゾシン®）：4.5 g，4 回／日
- Ceftazidime（モダシン®）：2 g，3 回／日
- Imipenem/Cilastatin（チエナム®）：1 g，3〜4 回／日
- Meropenem（メロペン®）：1 g，3 回／日

□バンコマイシンも併用するべき場合
- カテーテル関連血流感染，皮膚軟部組織感染を疑う場合
- グラム陽性球菌の問題が多い施設の場合

5. 敗血症

・定義；感染症によって重篤な臓器障害が引き起こされる状態
・経過中に悪寒戦慄があったら強く疑う！
・高齢者の譫妄では微熱でも平熱でも敗血症を考える

■診断基準

・感染疑い＋SOFA スコアがベースラインより 2 点以上増加

SOFA（Sequential Organ Failure Assessment）スコア

項目	点数				
	0 点	1 点	2 点	3 点	4 点
呼吸器 P_aO_2/FiO_2(mmHg)	≧400	<400	<300	<200 ＋呼吸補助	<100 ＋呼吸補助
凝固能 血小板数（×10^3/μL)	≧150	<150	<100	<50	<20
肝機能 ビリルビン(mg/dL)	<1.2	1.2〜1.9	2.0〜5.9	6.0〜11.9	>12.0
循環機能 平均動脈圧（MAP） (mmHg)	MAP≧70	MAP<70	DOA<5γ あるいは DOB 使用	DOA 5.1〜15 あるいは Ad≦0.1γ あるいは NOA≦0.1γ	DOA>15γ あるいは Ad>0.1γ あるいは NOA>0.1γ
中枢神経系 GCS	15	13〜14	10〜12	6〜9	<6
腎機能 クレアチニン(mg/dL)	<1.2	1.2〜1.9	2.0〜3.4	3.5〜4.9	>5.0
尿量（mL/日)				<500	<200

■対処

・輸液（リンゲル液）
　　高齢者，心疾患の患者なら下大静脈エコーを参考に輸液
・血液培養（最低）2 セット採取
　　悪寒戦慄に直面したら悪寒戦慄が治まった直後に採取する
・感染が疑われる部位からの培養（喀痰，尿，便，膿，浸出液）
　　積極的にグラム染色に挑戦するべし
　　グラム染色で菌が絞れると抗菌薬の選択が的確になる
・感染源検索（X 線撮影，超音波検査，CT）
・広域スペクトラムの抗菌薬を開始

・バンコマイシン＋(セフトリアキソン or ピペラシリン/タゾバクタ
　ム or メロペネム)
・※ミノサイクリン(100 mg×2 回/日)
　　※野生（旅行歴，森林伐採，キャンピングなど）と接点がある患者

6. 敗血症性ショック

- ・定義；重度の循環・細胞・代謝の異常を呈する敗血症
- ・悪寒戦慄→高熱→解熱剤使用→平熱→血圧低下が多い
  血圧が低下しても患者は苦痛を訴えないことが多い
  解熱剤で平熱になっても血圧モニターを怠るな！

■診断基準

- ・輸液負荷後も平均血圧≧65 mmHg に昇圧薬が必要な状態
- ・乳酸値＞2 mmol/L（18 mg/dL）

■対処；最初の 6 時間が勝負！

- ・即，指導医対診，ICU 管理
- ・乳酸値が 2 mmol/L 以上の場合には繰り返し測定
- ・乳酸値＞4 mmol/L なら 30 mL/kg 以上の急速輸液
- ・下大静脈エコー，毛細血管再充満時間を参考に輸液
- ・ノルアドレナリンで平均血圧＞65 mmHg を目指す
  輸液負荷の途中でも平均血圧＞65 mmHg 以下なら開始
- ・抗菌薬開始前に血液培養を（最低）2 セット採取
- ・感染が疑われる部位からの培養（喀痰，尿，便，膿，浸出液）
- ・感染源検索（X 線撮影，超音波検査，CT）
- ・広域スペクトラムの抗菌薬を開始（前ページ参照）
- ・ステロイド投与は指導医に対診
  0.25 µg/kg/分以上のノルアドレナリンが数時間以上必要な場合
  ヒドロコルチゾン 200 mg/日の投与は妥当
- ・免疫グロブリン製剤；有効性は証明されていない
- ・エンドトキシン吸着療法；有効性は証明されていない

御触書

プロカルシトニンは有用とは言えない
細菌性か非細菌性かを区別するのに有用とされているが，
プロカルシトニンの敗血症における特異度は，細菌性（敗
血症）を除外し抗菌薬を開始しないと決定できるほど高く
ない.

寺子屋問答

研修医 グラム染色ってマスターするべきだと思いますか？

救急医 研修医のうちにマスターしたほうがいいと思うよ．

研修医 どうしてですか？

救急医 理由は大きく3つ．まずグラム陽性菌かグラム陰性菌かわかるだけで広域スペクトラムの抗菌薬使用を減らせる．つまり耐性菌を減らし，医療費も安く済ませられる．

研修医 なるほど．2つ目は？

救急医 グラム染色で間違いなくグラム陽性双球菌が起炎菌だと確診して治療開始し患者も良くなっているときに，培養結果は「クレブシエラ」ってかえってくることがあるんだ．そのときに「この培養は信じない」と言える医師になれる．

研修医 培養結果だけを信じて抗菌薬を変えるのが愚かな行為だということなんですね．3つ目の理由は？

救急医 尿路感染などで抗菌薬が投与されると翌日のグラム染色では菌が見えなくなる．でも発熱や炎症は続き，患者が良くなるのは数日後からなんだ．感染症のダイナミズムがわかるんだよ．

研修医 深い～！

救急医 患者が以前にもらった抗菌薬を内服したり，前医で抗菌薬を投与されてから受診することがあるだろ．そのような尿路感染の検尿所見では細菌尿はなく膿尿だけなんだよ．それで Partially treated UTI と診断できるんだ．

研修医 わかりました，グラム染色，頑張ってみます！

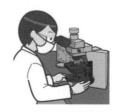

One Point Advice

市中肺炎

☐ 重症例は肺炎球菌とレジオネラをカバーすること．ステロイドも投与する
☐ エンピリック治療では肺炎球菌を考慮する
☐ レスピラトリーキノロンは有用だが，結核の有無を考慮する（結核に中途半端に効いてしまう）
☐ レジオネラは細胞性免疫低下例では重症化する．尿中抗原は血清型1しか引っかからないので感度は低い．病歴（水，川，土），画像（間質影），採血（低Na, 高CPK, 低P, 肝機能障害など）などを考慮する
☐ マクロライド系薬耐性マイコプラズマが増えているが，効けば効果は抜群．48～72時間で解熱しなければ耐性を疑い，テトラサイクリン系薬にする（キノロンでもいいが耐性誘導あり）
☐ すべての高齢者肺炎では結核や肺癌の有無を考慮する

肺炎エンピリック治療

外来治療群	一般病棟	ICU
内服薬 ・βラクタマーゼ阻害薬配合 ・ペニシリン系薬 (高用量) ・マクロライド系薬 (非定型肺炎疑い) ・レスピラトリーキノロン薬 (COPDあり) **注射薬** ・セフトリアキソン ・レボフロキサシン ・アジスロマイシン	**注射薬** ・スルバクタム・アンピシリン ・セフトリアキソン or セフォタキシム ・レボフロキサシン ※非定型肺炎疑い ・ミノサイクリン ・レボフロキサシン ・アジスロマイシン	**注射薬** A：カルバペネム薬 or タゾバクタム・ピペラシリン B：スルバクタム・アンピシリン or セフトリアキソン or セフォタキシム C：A or B＋アジスロマイシン D：A or B＋レボフロキサシン E：A or B or C＋抗MRSA薬

(成人肺炎診療ガイドライン 2017)

[推奨文献]
1) 一般社団法人日本呼吸器学会：成人肺炎診療ガイドライン 2017.
2) Smith MD, et al：clinical policy：critical issues in the management of adult patients presenting to the emergency department with community-acquired pneumonia. *Ann Emerg Med* 77：e1-e57, 2021.

A-DROP　　入院の際には必ずA-DROPのカルテ記載すること

A （Age）	男性70歳以上，女性75歳以上
D （Dehydration）	BUN 21 mg/dL 以上または脱水あり
R （Respiration）	SpO_2 90%以下（PaO_2 60 torr 以下）
O （Orientation）	意識障害あり
P （Pressure）	血圧（収縮期）90 mmHg 以下

軽　症：上記指標のいずれも満足しないもの
中等度：上記指標の1つまたは2つを有するもの
重　症：上記指標の3つ以上を有するもの．ただし意識障害・ショックがあれば1項目のみでも重症とする
超重症：上記指標の4つまたは5つを有するもの

女性の尿路感染症の抗菌薬

○女性の単純膀胱炎（短期間療法）

- TMP/SMZ（バクタ®）：2錠，2回/日×3日
- Ciprofloxacin（シプロキサン®），Ofloxacin（タリビット®），Norfloxacin（バクシダール®）200 mg，2回/日×3日
- Amoxicillin/Clavulanate（オーグメンチン®）：1錠，2回/日×3日
- Fosfomycin（ホスミシン錠®：250・500 mg）：3 g，1回内服

●糖尿病，高齢女性の膀胱炎：上記と同じ投薬を1週間

●妊娠中の膀胱炎
- Cefalexin（セファレキシン® 250 mg）：1〜2錠，4回/日×7日
- Amoxicillin（サワシリン® 250 mg）：3回/日×7日

○女性の急性腎盂腎炎（全身状態良好，内服薬7〜10日）

- TMP/SMZ（バクタ®）：2錠，2回/日×14日
- Ciprofloxacin（シプロキサン®）：500 mg，2回/日×7〜10日
- Ofloxacin（タリビット®）：400 mg，2回/日×7〜10日
- Levofloxacin（クラビット®）：750 mg，1回/日×7〜10日

○女性の急性腎盂腎炎（全身状態不良，注射薬2週間）

- Cefotaxime（クラフォラン®）：2 g，4〜6回/日×14日
- Ceftriaxone（ロセフィン®）：1 g，1回/日×14日
- Ciprofloxacin（シプロキサン®）：400 mg，2回/日×14日
- Aztreonam（アザクタム®）：1.5 g，2〜4回/日×14日
- Tazobactam/Piperacillin（ゾシン®）：4.5 g，3回/日×14日
- Meropenem（メロペン®）：1〜2 g，3回/日×14日

●妊娠中の急性腎盂腎炎（解熱して48時間後から内服変更）

- Cefazolin（セファメジン®）：1 g，3回/日×14日
- Ceftriaxone（ロセフィン®）：1 g，1回/日×14日
- Piperacillin（ペントシリン®）：4 g，3回/日×14日
重症例の場合
- Ampicillin（ビクシリン®）：2 g，4回/日＋Gentamicin（ゲンタシン®）1〜1.5 mg/kg，3回/日

●急性複雑性腎盂腎炎

- グラム染色と最後の尿培養を参考に決定，要対診

男性の尿路感染症の抗菌薬（必ず近日泌尿器科外来で再評価）

●50歳以下の精巣上体炎（性感染症と考える）

- Ceftriaxone（ロセフィン®）：250 mg を 0.5%Lidocaine 2～3 mL に溶かして im
  ＋Azithromycin（ジスロマック®）1 g, 1回内服
- Levofloxacin（クラビット®）：500 mg, 1回/日×10日
- Ofloxacin（タリビット®）：300 mg, 2回/日×10日

○50歳以上の精巣上体炎

- Levofloxacin（クラビット®）：500 mg, 1回/日×10日
- Ofloxacin（タリビット®）：300 mg, 2回/日×10日

○50歳以下の男性の膀胱炎（性感染症の延長と考える）

- TMP/SMZ（バクタ®）：1錠, 2回/日×7日
  ＋Azithromycin（ジスロマック®）1 g, 1回内服
- Ciprofloxacin（シプロキサン®）：500 mg, 2回/日×7～10日
  ＋Azithromycin（ジスロマック®）1 g, 1回内服

○50歳以上の男性の膀胱炎，急性前立腺炎

- Ciprofloxacin（シプロキサン®）：500 mg, 2回/日×14日
- Levofloxacin（クラビット®）：500 mg, 1回/日×14日
- TMP/SMZ（バクタ®）：2錠, 2回/日×14日
  重症で腸球菌の関与が考慮される場合
- Ampicillin（ビクシリン®）：2 g, 4回/日＋Gentamicin（ゲンタシン®）1～1.5
  mg/kg, 3回/日

○男性の急性腎盂腎炎：女性と同じ

急性大腸型感染性下痢症（例；O157など）の抗菌薬

- 大腸型の特徴；発熱, 腹痛, 少量, 頻回, 粘血便, 裏急後重
- 抗菌薬の適応；大腸型に合う病歴（集団発生, 海外旅行）
  　　　　　　　症状（腹痛, 高熱, 粘血便）がひどい
- 抗菌薬；Ceftriaxone（ロセフィン®）：1～2 g, 2回/日
  　　　　Cefotaxime（クラフォラン®）：2 g, 4～6回/日
  　　　　Ciprofloxacin（シプロキサン®）：500～750 mg, 2回/日
  　　　　Levofloxacin（クラビット®）：500 mg, 1回/日
  　妊婦　Azithromycin（ジスロマック®）500 mg, 1回/日×3日
  　6週以内に抗菌薬使用歴ありなら
  　　　　Metronidazole（フラジール®）500 mg, 3回/日×10～14日

（青木　眞：レジデントのための感染症マニュアル 第4版. 医学書院. 2020 より引用改変）

25 悪性腫瘍患者の救急

☑ 高 Ca 血症をきたす悪性腫瘍を知る

☑ 悪性腫瘍患者の発熱は好中球数を確認する

☑ 上大静脈症候群，心タンポナーデ，硬膜外圧迫は緊急！

☑ 傍腫瘍性（自己免疫性）脳炎で受診する悪性腫瘍がある

☑ 免疫チェックポイント阻害薬の副作用をマークする

【症例】

54 歳の女性．

進行性乳癌の手術を受け通院中．

ここ数カ月，衰弱が進行し数日前から食欲も低下した．明け方，トイレに行く途中に胸部苦悶を訴え救急搬送される．

意識清明，BP 86/52，P 62（整），SpO$_2$ 97（酸素マスク 3 L/分），R 24，T 36.7，四肢末梢冷感あり，四肢に浮腫が著明．

輸液，昇圧薬を用いて主治医を待っているうちに BP 48/16，P 48 となる！

TSH の測定により数カ月前に中止された免疫チェックポイント阻害薬の副作用による粘液水腫クリーゼと診断される．

1. 電解質・代謝

■高 Ca 血症をきたす悪性腫瘍を知る！（青本リンク Case 83）

　・肺癌，乳癌，悪性リンパ腫，多発性骨髄腫，腎癌，前立腺癌

　・生理食塩水の急速輸液を開始して指導医，主治医に対診

■低 Na 血症は難しい，要対診（7 章 p.33 参照）

　・SIADH が 3 割；まず小細胞肺癌を探す

　　　　　　　　　胃癌，膵癌，膀胱癌，前立腺癌，リンパ腫

　・Na 欠乏が 3 割；① 下痢・嘔吐

　　　　　　　　　② 腎性塩類喪失症候群（シスプラチン）

　　　　　　　　　③ 脳性塩類喪失症候群

□腫瘍融解症候群は化学療法とのタイミングで考慮

　・治療開始前 3 日〜終了後 7 日以内

　・尿酸↑，BUN↑，Cr↑，K↑，Ca↑，P↑

2. 血液

■発熱性好中球減少症：好中球＜500，38.3℃以上（24 章 p.102 参照）

□高粘調症候群（血管閉塞，出血）

　・白血病，多発性骨髄腫，Waldenstrom's Macroglobulinemia

□ Trousseau 症候群（DIC，血栓症）

　・肺癌，消化器癌，乳癌，子宮癌，前立腺癌，腎癌

3. 圧迫解除に奔走するべし！（青本リンク Case 82）

■上大静脈症候群←数日で顔面腫脹，頸静脈怒張

　・肺癌，悪性リンパ腫，縦隔腫瘍

　・化学療法，放射線治療（主治医＋呼吸器科）

■心タンポナーデ←低血圧，頸静脈怒張，心電図で低電位

　・肺癌，乳癌

　・心嚢穿刺，心嚢開窓術（主治医＋循環器科）

■硬膜外からの脊髄圧迫←両下肢麻痺

　・肺癌，乳癌，腎癌，前立腺癌

　・手術，放射線治療（主治医＋整形外科）

4. 傍腫瘍性神経症候群 （青本リンク Case 85）

■傍腫瘍性（自己免疫性）脳炎 （2 章 p.6）

- 傍腫瘍性（自己免疫性）脳炎で受診してくる悪性腫瘍がある
- **若い女性は卵巣奇形腫，中高年男性は小細胞肺癌を探す**
- 小細胞肺癌，乳癌，胸腺腫，精巣腫瘍，卵巣腫瘍（奇形腫），リンパ腫

□脳脊髄炎：小細胞肺癌，乳癌，胸腺腫，精巣腫瘍

□小脳変性症：小細胞肺癌，乳癌，卵巣癌

□ Lambert-Eaton 筋無力症候群：男性，小細胞肺癌

□感覚運動失調性ニューロパチー：女性，小細胞肺癌

□スティッフパーソン症候群：小細胞肺癌，乳癌，胸腺腫

5. 薬剤副作用

■化学療法薬の臓器障害 （心肺系に影響する薬剤をマーク）

- 心筋炎：ドキソルビシン（アドリアシン®），トラスツズマブ（ハーセプチン®）
- 間質性肺炎：メトトレキセート，ゲフィチニブ（イレッサ®），ブレオマイシン（ブレオ®）

■免疫チェックポイント阻害薬 （青本リンク Case 84）

- ベバシズマブ（アバスチン®），トラスツズマブ（ハーセプチン®），イマチニブ（グリベック®），ソラフェニブ（ネクサバール®），スニチニブ（スーテント®）
- 副作用は全身に及ぶ（皮膚，大腸，肝臓など）
- 心筋炎：頻度は低いが致命的となるので要注意
- 甲状腺機能低下症，副腎不全などをマークするべし
- 中止して半年後にも副作用による受診あり!!

■化学療法薬の血管外漏出

- 発赤，腫脹，熱感→皮膚潰瘍，壊死
- 主治医＋形成外科へ対診

御触書

健診を受けていない患者は救急室で進行癌が見つかる
健診を受けていない患者は範囲を広げて検索する．

[推奨文献]
杉町圭史，他：知っておきたいがん患者の緊急症・併存症．臨牀と研究　**97**：1179-1188，2020．

- ☑ 頸部痛，腰背部痛は 4 群に分けて考える
- ☑ 椎骨動脈解離をマークする
- ☑ 脊髄硬膜外膿瘍，血腫をマークする
- ☑ 股関節，大腿部痛では閉鎖孔ヘルニアを考える
- ☑ 急性単関節炎は細菌性関節炎として扱う

【症例】

67 歳の男性，糖尿病で通院中．

2 日前から背部痛が出現し，昨日から発熱も認めた．症状が悪化して週末に救急室を受診．

意識清明，BP 146/94，P 92（整），SpO_2 98，R 20，T 38.2

上背部脊椎に叩打痛があり脊椎の X 線撮影，CT では著変を認めず．研修医は鎮痛薬を処方して週明けに整形外科外来を受診するようアドバイスして帰した．

月曜日の明け方，歩行困難となり救急搬送され脊髄硬膜外膿瘍と診断された．

1. 頸部痛；以下の4群に分ける (青本リンク Case 22〜24)

①群：疼痛だけ
・クモ膜下出血；発症数日後に頸部痛だけで受診あり
・ACS，大動脈解離；女性が頸部痛だけで受診する傾向あり
②群：疼痛＋神経学的異常
・椎骨動脈解離；頸部痛の後に脳梗塞，クモ膜下出血
・脊髄硬膜外血腫 (抗凝固薬，抗血小板薬)
③群：疼痛＋発熱
・咽頭後壁膿瘍，化膿性脊椎炎／椎間板炎 (糖尿病)
・Crowned Dens Syndrome，石灰沈着性頸長筋腱炎
④群：疼痛＋発熱＋神経学的異常
・脊髄硬膜外膿瘍 (糖尿病)

2. 椎骨動脈解離に強くなれ！ (青本リンク Case 22)

・帰すと小脳脳幹梗塞やクモ膜下出血で戻ってくる！

・これまでに経験のない頭頸部の動きに無関係の後頸部痛

・若年は運動，高齢者は喫煙など血管性疾患の危険因子

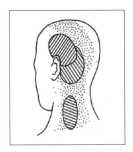

椎骨動脈解離の痛みの部位

(Stahmer SA：Carotid and vertebral artery dissections. *Emerg Med Clin North Am* **15**：677-698, 1997 より)

御触書

Crowned Dens Syndrome	石灰沈着性頸長筋腱炎
歯突起周辺の石灰化 環椎・軸椎関節の偽痛風	環椎・軸椎の前方に石灰化 頸椎前部軟部組織腫脹 (咽頭後壁膿瘍と酷似，要鑑別)
どちらも結晶誘発炎症，NSAIDs で軽快する	

(青本リンク Case 23)

3. 腰背部痛；以下の4群に分ける (青本リンク Case 52〜55)

> **①群：疼痛だけ**
> ・クモ膜下出血；発症数日後に腰痛〜下肢痛で受診する
> ・AAA 破裂，大動脈解離，腹腔動脈解離；腰背部痛だけで受診あり
>
> **②群：疼痛＋神経学的異常**
> ・AAA 破裂，大動脈解離；腰痛＋下肢痛，筋力低下で受診あり
> ・脊髄硬膜外血腫 (抗凝固薬, 抗血小板薬)
>
> **③群：疼痛＋発熱**
> ・肺炎，膿胸，尿路感染，横隔膜下膿瘍，腸腰筋膿瘍
> ・化膿性脊椎炎/椎間板炎 (糖尿病)
>
> **④群：疼痛＋発熱＋神経学的異常**
> ・脊髄硬膜外膿瘍 (糖尿病)

4. 脊髄硬膜外血腫，脊髄硬膜外膿瘍をマークするべし

■脊髄硬膜外血腫

・急激な発症，発熱なし，出血傾向 (抗凝固薬, 抗血小板薬)

■脊髄硬膜外膿瘍

・数日の経過，発熱あり，易感染性 (糖尿病)

・安静で軽快しない痛み，立位の荷重で悪化，脊椎棘突起の圧痛

・2割：椎体，椎間板炎から，8割：血行性

■ Red Flag Back Pain (MRI までやるべし！)

医療面接	身体診察
18歳以下，50歳以上	発熱
6週間以上持続	激痛
悪性腫瘍の病歴	膀胱・直腸障害
悪寒戦慄	サドル麻痺，会陰部感覚障害
寝汗，体重減少	直腸括約筋収縮力低下
最近の細菌感染症	ひどい，または悪化する神経学的障害
安静と鎮痛薬が無効	運動筋力低下
夜間に痛みがひどい	
薬物依存	
免疫不全	
高エネルギー外傷	
高齢者の軽い外傷	

5. 股関節痛は年齢・性別で鑑別診断が変わる

■2歳以下；虐待による骨折を疑う

■3〜6歳；細菌性股関節炎と単純性股関節炎

・鑑別を間違えると医事紛争になる！

・38℃以上，白血球数＞12,000，CRP＞20 mg/dL は
抗菌薬を開始して即，整形外科対診

■10〜16歳；大腿骨頭辷り症をマークする

・思春期で最多の股関節痛

・太った男児に多い，免荷で翌日整形外科外来

御触書

股関節の疾患，外傷なのに大腿部〜膝関節付近を痛がって受診する患者がいる！

■高齢女性の股関節痛疑いは CT で評価するべし

・**大腿骨頸部骨折**（青本リンク Case 70）

自力歩行可能で X 線撮影で骨折がわからない患者がいる

疑ったら CT，MRI

・**閉鎖孔ヘルニア嵌頓**（青本リンク Case 60）

食欲低下，嘔吐が決め手

御触書

整形外科？ それとも他科？

・関節の動き，荷重で悪化するなら整形外科！

・食欲不振，嘔吐があるなら整形外科ではない！

6. 急性単関節炎は細菌性関節炎として扱う！（青本リンク Case 61）

・必ず指導医，整形外科医に対診する！

・グラム陽性球菌狙いの抗菌薬を開始

（例）Vancomycin 1 g×2 回/日＋Ceftriaxone 1 g×1 回/日

27 眼科の救急

- ☑ 即，眼科医を要請するべきものを知るべし！
- ☑ 頭痛だけで受診する閉塞隅角緑内障がいる
- ☑ 翌日，眼科外来での再評価が妥当なものを知るべし
- ☑ フルオレセイン染色のマスターで守備範囲が広くなる
- ☑ 隅角の狭い患者の見つけ方を知ろう

【症例】

　　降圧薬を内服中の 69 歳の女性．

　　突然，右前額部付近が痛み始め，夜になって増強し嘔吐も出現し，深夜に救急室を受診した．

　　意識清明，BP 178/98, P 88（整），SpO$_2$ 99, R 20, T 36.4 自力歩行可能で項部硬直なし，四肢筋力に左右差なし．

　　クモ膜下出血を疑い頭部 CT を施行するも著変なく，「片頭痛疑い」として鎮痛薬を処方して帰宅とした．

　　翌朝「右目がよく見えない」と眼科を受診して原発閉塞隅角緑内障と診断される．

【一刻を争う，できる処置をしながら眼科医要請】

1. 突然の一側の無痛性視力消失➡網膜中心動脈閉塞症

- 眼球マッサージ（閉眼で15秒眼球圧迫，解除を繰り返す）
- 約10分間の袋による再呼吸（$PaCO_2$↑→血管拡張）

2. 外傷後に急激（数時間以内）に視力が低下

- 眉毛外側を強打➡外傷性視神経症（視神経管骨折）
- 眼球への直撃➡穿孔性眼外傷，眼球内異物

「熱い涙が出てくる」と言う；前房水漏出

フルオレセインで染まる（異物刺入部）創あり

CTで細かいスライス，金属片疑いはMRIは禁忌！

3. 重症のアルカリ化学熱傷

- NaOH，生石灰，消石灰，セメント粉，トイレ用洗剤，カビ取り剤
- 最低2Lの水で20分以上洗眼（p.120参照）

4. 急性原発閉塞隅角緑内障（青本リンク Case 9）

> - 患側の視力低下 ・患側眼球が赤い（毛様充血）
> - 患側瞳孔は散大 ・対光反射減弱～消失
> - 角膜はくもりガラス様（角膜混濁）
> - 閉眼させて両側同時に触診すれば患側の眼球は硬い

■眼痛を訴えず頭痛，嘔吐だけで受診することがある！

■対処：眼科医の治療開始まで30分以上かかるなら開始

- β遮断薬点眼液を5分毎に1滴（第一選択）

（気管支喘息，徐脈性不整脈があるときは慎重に）

- アセタゾラミド（ダイヤモックス®）500 mg iv

（サルファ剤のアレルギーがあるときは使えない）

- アセタゾラミドが使えないときはグリセリン（グリセオール®）

300 cc/1～2時間（心不全や腎機能障害では禁忌）

■ペンライト法で狭隅角を見つける（p.119参照）

5. 白内障術後の視力低下➡眼内炎

6. 大量眼脂，視力低下➡角膜感染症，淋菌性結膜炎

- コンタクトレンズ使用中なら緑膿菌感染

7. 「黒目の下側に白いものが貯留」➡前房蓄膿

- 細菌感染かブドウ膜炎

8. 複視，眼瞼下垂，散瞳➡動眼神経麻痺（眼科でなく脳外科！）

【翌日に眼科受診】

1. **網膜剝離**（超音波検査で診断可能）
   - ・急に増えていく飛蚊症
   - ・1日〜数日で進行する視野欠損
   - ・光視症，靄がかかったみたい

2. **穿孔がない眼球外傷**
   - ■外傷性虹彩毛様体炎（瞳孔散大，変形，対光反射なし）
   - ■前房出血（座位で鏡面像，臥位では見逃す）
   - ■眼瞼裂傷，涙小管断裂（内眼角裂傷の場合に疑う）
   - ■軽度の化学熱傷，角膜潰瘍（フルオレセインで濃く染まる部位あり）
   - ■眼窩吹き抜け骨折（上顎骨骨折＋患側眼球上転不能）

3. **硝子体出血**
   - ・眼底が出血で見えない
   - ・視力障害がひどくない
   - ・緊急性はさほどではない

4. **結膜，角膜異物**
   - ・鉄片は周囲に錆が広がるので早めに受診
   - ・創だけで異物が見つからないときには眼球内異物も考慮

裏 技 伝 授

上眼瞼の異物探しには上眼瞼の翻転

- ・患者に閉眼してもらう
- ・閉眼したまま下を見るように眼球を動かしてもらう
- ・眼瞼耳側から人差し指と親指でひねるように翻転

---

5. **角膜ヘルペスの角膜病変**
   - ・フルオレセインで樹枝状に染まる

6. **三叉神経の帯状疱疹**（28章 p.121）（青本リンク Case 26）
   - ・第一枝領域の場合には眼球への波及頻度高い
   - ・稀に眼球の痛み，充血が最初の症状のことがある

御触書

ベノキシール®を処方して患者に持たせるのは厳禁！
重症の角膜損傷が起き，眼科受診も遅れてトラブルになる！
鎮痛薬も翌朝眼科受診までの1，2回の処方にとどめる

One Point Advice

隅角の狭い患者の見つけ方：ペンライト法

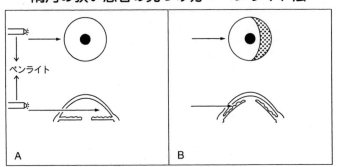

A　　　　　　　　　　B

外側よりペンライトにて角膜に光を当てる
隅角が正常の場合(A)，虹彩全体が照らされる
狭隅角の場合(B)，虹彩の鼻側に影（図の斜線部）ができる

狭隅角なら以下の散瞳する薬剤投与は禁忌！
・抗ヒスタミン薬
・抗コリン薬
・ベンゾジアゼピン系薬剤
　　（ジアゼパム，ミダゾラムなど）

寺子屋問答

研修医 すべての緑内障患者に散瞳する薬は禁忌なのですか？

救急医 いいえ，緑内障の大多数を占める開放隅角緑内障では禁忌ではありません．狭隅角でもレーザー虹彩切開術を受けていれば使用可能です．

研修医 えっ，そうなんですか！

救急医 ですから僕は緑内障と診断されて眼科に通院中の患者は使用可能だと思っています．

研修医 へえ〜！

救急医 眼科にかかっていない患者で初めて散瞳する薬を使うときが問題なのです．そういうときにペンライト法で確認するといいですね．

One Point Advice

アルカリ角膜化学熱傷での眼洗浄法

① まずベノキシール®点眼（局所麻酔）をする．適宜，追加する．

② 次に生理食塩水 500 cc を点滴セットにつなぎ，滴下しながら患側眼を洗浄する．眼を上下左右に動かしてもらいながらまんべんなく洗浄する．

③ pH が正常化するまで（7.5 以下になるまで）洗浄する．通常約 1〜4 L の生理食塩水を要する．500〜1,000 cc 洗浄ごとに眼の pH をチェックする．検尿試験紙の pH の部分で試験紙を切り取り（角も切って丸める），白目に当ててチェックする．

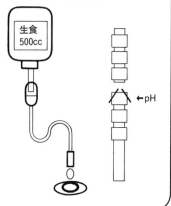

生食 500cc

←pH

裏技伝授

フルオレセイン染色を習得する
（主訴「目が痛い」の 9 割は診て帰せるようになる）

ベノキシール® 点眼薬，フローレス® 試験紙，生理食塩水，眼底鏡，洗浄水受器

・座位でも可能だが患者に臥床してもらうほうが処置が楽
・局所麻酔のアレルギー歴を聞き，ベノキシール® を患側に 2 滴
・点眼直後涙があふれたらフローレス® 試験紙を目尻側から涙に浸す
・数回瞬きをしてもらう（涙が染まる）
・少し患側側に傾いてもらい，生理食塩水（50〜100 cc）で洗浄
・部屋を暗くして眼底鏡の緑の光を用いて角膜表面を診る
・軽い損傷部位は薄く，深い損傷は濃く染まる，樹枝状ならヘルペス

［推奨文献］
1) 能美なな実：コンサルトを依頼する 急性緑内障発作を疑う場合 この症例は「らしい？」「らしくない？」．*Medicina* **57**：682-685, 2020.
2) 中埜君彦：急性緑内障発作を疑ったらすべきこと．治療 **97**：1272-1275, 2015.

28 皮膚・軟部組織の救急

☑ **蜂窩織炎と壊死性筋膜炎の鑑別を知るべし！**

☑ **壊死性筋膜炎の初期対応を知るべし！**

☑ **帯状疱疹診断のピットフォールを知る**

☑ **要注意の帯状疱疹を知る**

☑ **カポジ水痘様発疹を知るべし**

【症例】

糖尿病，腎移植後で通院中の 58 歳の女性．

数日前から右前額部に次第に増強する痛みが出現．今日，その部位の発疹に気づき金曜夜に受診．

意識清明，BP 150/90，P 82（整），SpO_2 98，R 16，T 36.9

右側の前額部，眼瞼，鼻翼に一部水疱を伴った発疹を認める．

研修医は右三叉神経第一枝の帯状疱疹と診断して，バラシクロビル®を処方して月曜の皮膚科外来を受診として帰宅させた．

患者は月曜に全身痙攣と意識障害で搬送され，**帯状疱疹ウイルス性髄膜脳炎**と診断された．

1. 壊死性筋膜炎と蜂窩織炎の鑑別を知る （青本リンク Case 63）

	蜂窩織炎	壊死性軟部組織感染症
全身状態	良い	良くない（Sick な印象）
痛がり方	見かけどおり	見かけより強く痛がる
圧痛	発赤の部位だけ	発赤のない部位にも圧痛がある
進行	日単位	時間単位
超音波	皮下の cobble stone	筋膜に沿った水貯留も認める

2. 壊死性筋膜炎の初期対応を知る

■時間が勝負！ 疑ったら即血液培養，画像診断，対診！

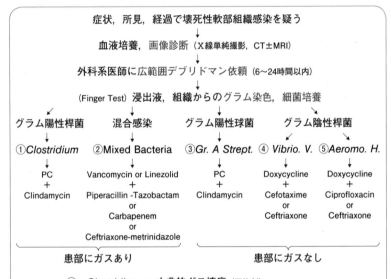

症状，所見，経過で壊死性軟部組織感染を疑う

↓

血液培養，画像診断（X線単純撮影，CT±MRI）

↓

外科系医師に広範囲デブリドマン依頼（6～24時間以内）

↓

(Finger Test) 浸出液，組織からのグラム染色，細菌培養

グラム陽性桿菌	混合感染	グラム陽性球菌	グラム陰性桿菌
①Clostridium	②Mixed Bacteria	③Gr. A Strept.	④ Vibrio. V.　⑤Aeromo. H.
PC + Clindamycin	Vancomycin or Linezolid + Piperacillin -Tazobactam or Carbapenem or Ceftriaxone-metrinidazole	PC + Clindamycin	Doxycycline + Cefotaxime or Ceftriaxone　　Doxycycline + Ciprofloxacin or Ceftriaxone

患部にガスあり　　　　　　　　　患部にガスなし

① Clostridium → 古典的ガス壊疽（汚染創）
② Mixed Bacteria → フルニエ壊死（基礎疾患あり，高齢者）
③ Gr. A Streptococcus → 外傷なし，基礎疾患なし
④ Vibrio Vulnificus → 肝硬変症，南西部の魚介類
⑤ Aeromonas Hydrophila → 淡水作業，水槽ペット

［推奨文献］
1) Watkins RR, et al：Approach to the patient with a skin and soft tissue infection. *Infect Dis Clin North Am* 35：1-48, 2021.
2) Stevens DL, et al：Necrotizing soft-tissue infections. *N Engl J Med* 377：2253-2265, 2017.

3. **帯状疱疹のピットフォールを知るべし**
   - 片側の頭痛で頭皮の発疹を探さない
   - 外耳道の発疹を外耳道炎と誤認する（ラムゼイ・ハント症候群）
   - 側胸部痛，側腹部痛で背側の発疹を探さない
   - 患者が「湿布によるかぶれ」と言うのを鵜呑みにする
   - 三叉神経第一枝領域で眼科対診が遅れる

4. **要注意（入院も考慮するべき）の帯状疱疹を知る**
   - ■顔面，頸部の帯状疱疹は要注意（青本リンク Case 26）
     - 帯状疱疹ウイルス髄膜脳炎
     - 三叉神経第一枝の場合に眼球への波及
     - ラムゼイ・ハント症候群で顔面神経麻痺
   - ■Acyclovir の div を考慮すべき患者
     - 三叉神経領域の帯状疱疹
     - 発疹が複数のデルマトームにわたる
     - 高齢者，免疫不全患者

御触書

　発疹が出る前に帯状疱疹と予言できると名医
1. デルマトームに一致した片側の痛み
2. 体動で影響されない痛み（整形外科の痛みらしくない）
3. 痛がる部位の皮膚に感覚異常がある

5. **カポジ水痘様発疹を知るべし**
   - ■アトピー性皮膚炎の増悪と誤認される
     - アトピー性皮膚炎の既往がある小児，若年
     - 顔面〜頸部に痛かゆい小水疱集積の局面形成
     - 単純ヘルペス感染，ステロイド軟膏の処方は禁忌！

6. **蜂窩織炎，丹毒，リンパ浮腫感染？**
   - 顔面の蜂窩織炎，丹毒 ➡ 24 時間以内に皮膚科対診
   - 足趾白癬＋足背部蜂窩織炎 ➡ 24 時間以内に皮膚科対診
   - 術後リンパ浮腫の四肢に蜂窩織炎？ ➡24時間以内に主治医対診

7. **市中感染型 MRSA を考慮するべき下肢の癤，膿痂疹**
   - 基礎疾患なし，運動選手（サッカー，格闘技），保育所
   - 多くの場合切開，排膿で十分，すべての患者に抗菌薬は不要
   - 処方例：TMP/SMZ（バクタ®）：2 錠，2 回／日
     ＋Rifampicin（リファジン®カプセル）450〜600 mg，1 回／日

☑生後2カ月では「ミルクを飲まない」だけで敗血症，髄膜炎を考える

☑2歳以下の初めての「熱性痙攣」は小児科対診

☑2歳以下の嘔吐は髄膜炎，腸重積をマークする

☑4歳以降の腹痛は虫垂炎と精索，卵巣茎捻転をマークする

☑びっこを引く小児診療に強くなれ

【症例】

11カ月の男児.

2日前から咳と微熱が出現，ミルクの飲みが減って近医小児科を受診して「上気道炎」と診断された. 夜になって時々ひどく泣き，数回嘔吐もあり救急室を受診した.

37.2℃で顔色良好で機嫌は悪くない印象. 腹部の触診のときには，ひどく泣いて診察所見ははっきりした異常はないと判断. 念のため浣腸したが，黄色泥状便で血便はなかった.「感冒性嘔吐」と診断して翌日，小児科受診をアドバイスして帰宅とした.

翌日, 近医小児科から紹介されて再受診し腸重積と診断された.

1. 2歳以下は常に敗血症，髄膜炎をマークする

■生後2カ月以下の新生児では「元気がない」「ミルクの飲みが急に減った」という主訴で，深夜でも小児科対診

■主訴「発熱」での小児科対診の3つの決め手

> ①高熱であること（直腸温で38.9〜39.4℃で4%，39.4℃以上で9%に敗血症があると報告されている）
> ②Toxic or Irritable（元気がない，周囲の人や物に関心を持った目の動きがない，動く物を目で追いかけない，好きな物を与えても遊ばない，診察中に反抗する四肢の動かし方や泣き方がとても弱い，暗い静かな部屋で母親が抱いても泣くくらいの不機嫌など）
> ③中耳炎，咽頭炎，気管支炎，肺炎，胃腸炎など熱の原因となる症状や所見が認められない

2. 2歳以下の初めての熱性痙攣？ は3%が髄膜炎

■以下の項目をすべて満たすなら単純熱性痙攣としてよい

> 家族歴，既往歴あり
> 6カ月〜6歳
> 左右差のない全身痙攣
> 発熱の第1〜2日目
> 38℃以上の発熱
> 痙攣は15分以内

これらを満たさない場合には小児科対診

・痙攣終了後，意識障害が遷延したら低血糖を否定して即対診
・髄膜脳炎，発熱で誘発された特発性癲癇，熱性痙攣の鑑別は小児科医でも難しい
・2歳以下では髄膜刺激徴候がない髄膜炎あり
・肺炎球菌，インフルエンザ桿菌ワクチンを2回以上接種していたら細菌性髄膜炎はきわめて稀
・帰宅時の有熱時痙攣予防薬は小児科医の判断にゆだねるべき

裏 技 伝 授

> 小児の痙攣重積で輸液路が確保できないとき，静脈留置針で肛門から Diazepam（セルシン®，ホリゾン®）を 0.5 mg/kg 注入．または，鼻粘膜，頬粘膜に Midazolam（ドルミカム®）を 0.2〜0.3 mg/kg 投与．

3. 2歳以下の嘔吐では髄膜炎と腸重積を考える

■腸重積を疑ったらエコー！（青本リンク Case 73）

・3徴候が初診時にそろうことは少ない

　　数分毎に泣く（7割），腫瘤触知（5割），血便（7割）

・診察時に間欠期にぶつかると誤診率高い

　　待合室で泣き→診察室で機嫌良好→待合室で泣く

・意識障害で受診する腸重積がある

・急性胃腸炎を帰すときには腸重積の合併の可能性も説明して，間欠的に泣く症状が出現したら，再受診するようアドバイスする

御触書

腸重積の診断には腹部超音波検査が役に立つ
泣いて触診があてにならないときには必ずやる

4. 小児の腹痛は急性虫垂炎から考える

■小児の急性虫垂炎は診断困難例が多い（青本リンク Case 42）

・非典型的なことが多い（食欲がある，左下腹部に圧痛あり，など）

・二次性虫垂炎がある（最初は胃腸炎，後日に虫垂炎を合併）

■疑ったらまず腹部エコー；虫垂腫大がはっきりしない場合

・虫垂炎の家族歴がある場合には腹部 CT

・虫垂炎の家族歴がないなら半日以内に再評価

5. 精索捻転，卵巣茎捻転は時間が勝負

■精索捻転（18章 p.78）（青本リンク Case 56）

■卵巣茎捻転

・精索捻転と同様，早期に診断して卵巣温存を目指すべき

・第一選択は腹部エコー，指導医か婦人科医と相談して腹部 CT

6. びっこを引く小児，股関節痛？ 膝関節痛？ （26章 p.115参照）

・2歳以下；虐待による骨折

・3～6歳；細菌性股関節炎（単純性関節炎との鑑別が難）

・10～16歳；大腿骨頭辷り症（太った男児，思春期の股関節痛で最多）

One Point Advice

小児の脱水

Clinical Dehydration Scale　臨床所見で脱水を予測しよう

	0	1	2
全身状態 appearance	良好	元気がないが, 触ると不機嫌	グッタリ
眼 eye	正常	やや陥没	陥没
涙 tear	正常	やや少ない	なし
舌 tongue	正常	ややくっつく	乾燥

0点：脱水なし　1〜4：軽度脱水　5〜8：中等度／高度脱水

(*Pediatrics* **122**：545-549, 2008)

経口補液の投与法
■吐きくだし（急性胃腸炎）は軽症〜中等症なら経口補液（Oral Rehydration Solution：ORS）で対応可
■スプーンや ORS（OS-1 など）のキャップを使ってチビチビと 5〜15 分ごとに与えるとよい

　　軽症　　30〜50 mL/kg　4 時間で
　　中等症　60〜90 mL/kg　4〜6 時間で
　　嘔吐/回につき 2 mL/kg 追加，下痢/回につき 10 mL/kg 追加

寺子屋問答

研修医 ER で小児を泣かせないコツがありますか？

救急医 う〜ん，いきなり近づかないことかなぁ

研修医 えっ?! 近づかないと診療にならないでしょう！

救急医 座って，わざと距離をとって，子どもを抱っこしているお母さんから医療面接するんです．お母さんと話ししながらゆっくり近づきます

研修医 へえ〜，それからはどうしますか？

救急医 ほほえみながら，靴，靴下，洋服などをおおげさにほめます．ほめられると子どもは靴や靴下を見ますのでそれで項部硬直なし！と判定

研修医 すご〜い！ 診察のコツはありますか？

救急医 万歳させるとか，お星さまキラキラさせるとか身体に触れない診察から始めます．次に，必ず子どもの手より下から手を出して握手します．そして，痛がるところから最も離れた部位から診察していきます

研修医 なあるほど．ほかに気をつけていることはありますか？

救急医 別れ際に子どもと母親をほめます．泣かないでできたこと，泣いても暴れずにできたこと，泣いて暴れてもよく頑張ったことをほめます．お母さんには必ず『いい子に育てましたね』とほめます

One Point Advice

小児の算数教室

■維持輸液量の予測計算式

体重（BW）≦10 kg　➡　BW×100 cc／日
体重（BW）10～20 kg　➡　（BW−10）×50+1,000 cc／日
体重（BW）≧20 kg　➡　（BW−20）×20+1,500 cc／日

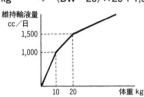

■小児の年齢からの体重の概算法

予想体重＝年齢×2+8（kg）

覚え方：

| W　Eight（体重） |
| 年齢をダブル（×2）+Eight（8） |

■小児気管内挿管チューブサイズ（カフありを使う）

カフあり（年齢/4）+4−0.5

■小児薬剤投与量換算法　Augsberger 式

$$小児投与量＝\frac{年齢×4+20}{100}×成人投与量$$

例：3歳なら，3歳×4+20＝32%……つまり大人の1/3量を投与すれ
ばよい.

例外：抗菌薬，Theophylline などはこの換算法は使用できない.
小児の場合，抗菌薬はむしろ体重あたりの投与量が大人より多
いので，体重あたりの投与量をしっかり覚えておくこと.

■血圧の下限（これ以下はショック）

年齢×2+70 mmHg
10 歳以上は成人と同じ 90 mmHg
ただし新生児は 60 mmHg

One Point Advice

外来でよく使う小児薬投与量

抗菌薬：セフェム系
- □サワシリン®細粒　　30～40mg/kg/分3～4
- □ケフラール®DS　　　30～40mg/kg/分3
- □セフゾン®DS　　　　9～18mg/kg/分3
- □フロモックス®DS　　9mg/kg/分3

抗菌薬：マクロライド系
- □クラリシッド®DS　　10～15mg/kg/分2
- □アジスロマイシン®細粒　10mg/kg/分1　3日

抗菌薬：その他
- □ホスミシン®DS　　　40～120mg/kg/分3

整腸剤
- □ラックビー®　　　　3g/分3(大人量)
- □ビオフェルミン®　　3g/分3(大人量)

制吐剤
- □ナウゼリン®坐薬　　10mg(3歳未満)，30mg(3歳以上)

止痢剤
- □タンナルビン　　　　3g/分3(大人量)
- □ロペミン®　　　　　0.02～0.04mg/kg/分2～3(★2歳以下は禁忌)

鎮咳剤
- □アスベリン®DS　　　0.1g/kg/分3
- □メジコン®シロップ　6歳未満 0.25mL/kg/回　6歳以上 5mL/回　1日2回

去痰剤
- □ムコサール®DS　　　0.06g/kg/分3
- □ビソルボン®DS　　　0.01g/kg/分3

気管支拡張
- □メプチンキッドエアー　発作時1回2吸入(スペーサーを使用)

抗アレルギー，抗ヒスタミン
- □レボセチリジン®DS　6カ月以上1歳未満 0.25g/回 1日1回，1歳以上7歳未満 0.25g/回 1日2回，7歳以上 0.5g/回 1日2回
- □フェキソフェナジン®DS　6カ月以上2歳未満 0.6g/分2，2歳以上12歳未満1.2g/分2，12歳以上2.4g/分2
- □ロラタジン®DS　　　3歳以上7歳未満 0.5g/分1，7歳以上1g/分1

解熱鎮痛
- □アンヒバ®坐薬　　　10～15mg/kg/回　剤形(100,200mgの2種類)

抗痙攣
- □ダイアップ®座薬　　0.4～0.5mg/kg　剤形(4,6mgの2種類)
- □ルピアール®座薬　　4～7mg/kg　剤形(25,50mgの2種類)

Augsberger 式
年齢×4＋20(%)
3歳→大人の1/3
7歳→大人の1/2

アセトアミノフェン
・アンヒバ
・アルピニー
・カロナール

30 高齢者の救急

☑ 高齢者と介護者には敬意を払うべし

☑ 高齢者の診断は既往歴に手がかりがある

☑ せん妄と認知症を区別する

☑ 「誤嚥性肺炎」をいい加減に診るな！

☑ 高齢者の転倒は急病を考える

【症例】

86歳の女性.

脳梗塞, 脳血管性認知症にて施設入所中.

転倒して顔面を強打し鼻出血がひどいと救急搬送された.

意識清明, BP 102/76, P 96（整）, SpO$_2$ 96, R 24, T 37.3

左前額部に挫創あり, 右から鼻出血が続いている.

研修医は創処理をして頭部顔面CTにて頭蓋内損傷はなく, 鼻骨骨折のみで施設に戻る方針とした. しかし, 指導医が「この患者さんは施設に帰せないよ」と言う.

指導医の指示でX線撮影をすると右上葉肺炎と診断された.

指導医は前回受診時のバイタルサインと比較して, SpO$_2$ 96, R 24, T 37.3を異常と考えたのだ.

1. 高齢者に敬意を払いコミュニケーション力を磨け！

寺子屋問答

研修医 高齢者との会話のコツを教えてください
救急医 ほめどころを探してほめるんですよ
研修医 ほめどころって？
救急医 ①長生きをほめる「人生の勝ち組ですね」
②持ち物，装いをほめる「そのバッグ，お洒落ですね」
③付き添いの人をほめる「いい息子さんをもって幸せ
ですね」
研修医 ほかには？
救急医 ④質問して話させる．高齢者は話すのが好きなんです
「長生きの秘訣を教えてください」
「昔はどんなお仕事をされていたんですか？」
「子どもさんは何人？」「どんな仕事していますか？」
⑤おおげさに感心してみせる
「それはすごいですねえ！」「それは楽しみですねえ！」

2. 高齢者の診断は既往歴にヒントがある！（青本リンク Case 57, 76）

■受診歴がないときには既往歴をすべて聞き出して記載する

■受診歴があるときは必ずカルテレビューから情報ゲット

・過去に記載された既往歴を参考にする

・過去の受診時のバイタルサインや検査，画像と比較する

"謎解きの手がかり示す既往歴"

既往歴	症状	➡	診断
脾臓摘出	発熱	➡	脾臓摘出後敗血症
肝障害の既往	腹痛，ショック	➡	肝硬変，肝癌破裂
進行子宮癌	徐脈，低血圧	➡	腎不全，高K血症
子宮癌放射線治療	排尿時，腹部膨満	➡	放射線性膀胱炎, 膀胱破裂
進行乳癌	便秘，多尿，意識障害	➡	高Ca血症
悪性リンパ腫, 化学療法後	発熱	➡	好中球減少
進行前立腺癌	腰痛，対麻痺	➡	転移性脊椎腫瘍
肝硬変, 腹水	発熱，腹痛	➡	特発性細菌性腹膜炎
不妊症治療, 正常妊娠	下腹部痛	➡	子宮内外妊娠
進行S状結腸癌	気尿症	➡	S状結腸膀胱内瘻
前立腺生検2日後	悪寒・高熱	➡	前立腺膿瘍, 敗血症

3. 家族の「いつもと違う」はせん妄，要精査！ (1章 p.4 参照)

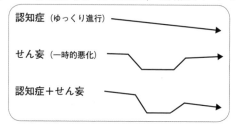

認知症（ゆっくり進行）

せん妄（一時的悪化）

認知症＋せん妄

- ■認知症だけで救急受診はない，必ず認知症＋せん妄
- ■せん妄の3大原因を覚える
  - ①薬剤(31章 p.135 参照)，②感染症，③中枢神経(脳卒中，硬膜下血腫)

4. 高齢者の発熱は4群に分けて考える！ (2章 p.8 参照)

- ①頻発感染症；肺炎，胆道感染，尿路感染，皮膚軟部組織感染症
- ②稀な感染症；髄膜脳炎，心内膜炎，脊椎感染症，腸腰筋膿瘍
- ③高齢者特有；子宮留膿腫，前立腺膿瘍
- ④感染症以外；甲状腺↑，副腎↓，痛風，偽痛風，膠原病
- ■誤嚥性肺炎と誤認される疾患を知る➡必ず一度は胸部CTで評価
  - ・結核，非定型抗酸菌症（青本リンク Case 77）
  - ・肺癌，食道癌（気管支食道内瘻）
  - ・肺梗塞（急激発症，頸静脈怒張，2音分裂，下肢浮腫，心電図右室負荷）

5. 高齢者の転倒外傷は常に急病が隠れている（青本リンク Case 64）

- ・脳動脈瘤破裂→クモ膜下出血→広範囲熱傷
- ・脳動脈瘤破裂→クモ膜下出血→転倒して肋骨骨折・血胸
- ・脳梗塞→転倒→大腿骨頸部骨折
- ・消化管出血→起立性低血圧→転倒して肋骨骨折
- ・運転中，急性冠症候群→交通事故による頭蓋内損傷
- ・完全房室ブロック→転倒して大腿骨頸部骨折
- ・感染症→転倒→大腿骨頸部骨折
- ■痛い部位を聞く前に，外傷の理由を聞くべし
  - ・本人がけがの理由を説明できないとき
  - ・現場が不自然だと救急隊が言うとき ｝急病の検索もやる
  - ・バイタルサインが不自然なとき

One Point Advice

高齢で生まれて初めての診断は誤診のことが多い

- 片頭痛 ➡ クモ膜下出血
- 認知症，精神科疾患 ➡ ヘルペス脳炎，慢性硬膜下血腫
- 特発性痙攣 ➡ 症候性癲癇，アダムス・ストークス症候群
- 回転性めまい ➡ 小脳出血，小脳～脳幹梗塞
- 血管迷走神経失神 ➡ 心血管性失神
- 過換気症候群 ➡ 肺塞栓症，原発性肺高血圧症
- 気管支喘息 ➡ 心臓喘息，気管腫瘍
- 尿管結石 ➡ 腹部大動脈瘤破裂
- 習慣性便秘 ➡ 大腸癌，高 Ca 血症，S 状結腸穿孔

One Point Advice

排便，雪除け，パチンコ，性行為中の発症は 重篤なものが多い

- 頭痛 ➡ クモ膜下出血
- 痙攣 ➡ アダムス・ストークス症候群
- 回転性めまい ➡ 小脳出血
- 失神 ➡ 心血管性失神（大動脈解離，etc）
- 胸痛 ➡ 心筋梗塞，大動脈解離
- 背部痛 ➡ 大動脈解離
- 腰痛 ➡ 腹部大動脈瘤破裂
- 腹痛 ➡ S 状結腸穿孔

裏 技 伝 授

救急隊から家の状況を詳しく聞く

- ゴミ屋敷→虐待（ネグレクト）
- 部屋が暑い→熱中症
- 発見場所（廊下など）が寒い→低体温症

6. 高齢者の外傷は虐待も考える

■「働いていない息子」がキーワード

高齢者の虐待	
患者側の危険因子	介護者側の危険因子
・年齢が高くなるほどリスク大 ・女性 ・認知症，問題行動 ・精神科疾患 ・日常生活に助けが必要 ・社会的支援なし ・虐待の既往	・精神疾患 ・アルコール，薬物依存 ・ストレスが多い ・患者と人間関係が良くない ・患者の収入（年金など）に依存 ・収入少ない

7. キーパーソンを意識して説明する

■長男，長女がキーパーソンとは限らない

・弟，妹でも医療職，公務員，法律家は直接（電話で）説明

・必ず子どもたち全員の意見が一致していることを確認する

■再評価の必要性を説明する

・再評価の日時，診療科を書いたメモを渡す

■入院の希望に沿えず帰宅させるときは指導医同席で説明

・希望に沿えない理由を丁寧に説明し，謝罪し，希望を聞く

・近医での入院の可能性も説明し支援（紹介状）する

高齢者，帰宅時の説明（Dr. 寺澤流）

①ベストを尽くしたことを説明；「今日，考えられる危険な外傷，急病は精いっぱい調べましたが，それらを疑う異常はありませんでした，よかったですね…」

②帰宅の方針を一方的に押しつけず，本人，家族の意見に傾聴；「それで，今日すぐ入院するほどではないと思いますが，今日はいったん帰る方針でいかがでしょう…」

③救急室での限界と再評価の必要性を説明；「しかしですね，救急でできる検査は100点満点ではありませんので，ぜひ，専門の先生の外来にもう一度来ていただけませんでしょうか…」

④「帰宅＝なんともない」ではないことを説明；「今日の検査が異常なしで帰るというのは，なんともないという意味ではないんですよ，急いで調べないといけないものが今日の検査では見つからなかったというだけで，まだ隠れているけが（病気）があるかもしれないんです…」

⑤最後に質問の機会を与える；「最後に何か聞いておきたいことはありますか…」

---

8. 救急診療は一期一会ではない！

・帰宅させた翌朝，電話やメールで状態を確認するのもあり

31 薬の副作用・ポリファーマシーの救急

☑ 薬物副作用による救急室受診パターンを知る

☑ 薬物相互作用のパターンを知る

☑ 高齢者の外傷は薬物副作用も考える

☑ 薬物副作用を疑うキーワードを知る

☑ ポリファーマシーの処方カスケードを知る

【症例】

　　　施設入所中の 91 歳の女性.

　　　既往歴：脳梗塞，胆石胆嚢炎，慢性心不全.

　　　内服薬：バイアスピリン®, フロセミド, スピロノラクトン, ランソプラゾール, 酸化マグネシウム, エチゾラム.

　　　腰痛のために，1 週間前から鎮痛薬(NSAIDs)を飲み始めた.

　　　次第に元気がなくなり，食事摂取量が減り，会話が通じなくなって施設から車いすで受診.

　　　研修医は血算, 血液生化学, 胸部 X 線撮影, 心電図, 頭部 CT などを施行するも決定打なく，点滴のみして施設で経過観察とした. 翌日, 意識障害で救急搬送された.

　　　鎮痛薬（NSAIDs）により腎機能障害が出現し，内服中の酸化マグネシウムの排泄が低下して高マグネシウム血症になったと診断された.

1. 薬物副作用による救急室受診パターンを知る

"気をつけろ，クスリもリスク，高齢者"	
ワルファリン ➡	出血傾向
NSAIDs ➡	腎機能悪化，心不全悪化，高 K 血症
フロセミド ➡	脱水，低 K 血症，低 Na 血症
スピロノラクトン ➡	高 K 血症
α 遮断薬 ➡	起立性低血圧
β 遮断薬 ➡	徐脈，低血圧
ジギタリス ➡	ジギタリス中毒
ビタミン D ➡	高 Ca 血症
便秘薬（Mg）➡	高 Mg 血症
漢方薬（甘草）➡	低 K 血症

2. 薬物相互作用のパターンを知る （青本リンク Case 80，81）

■鎮痛薬（NSAIDs）の追加→腎機能低下→薬物排泄低下

- ・ワルファリン＋NSAIDs➡消化管出血
- ・ワルファリン＋キノロン系抗菌薬➡出血傾向↑
- ・ACE 阻害薬＋NSAIDs➡高 K 血症
- ・ACE 阻害薬＋スピロノラクトン➡高 K 血症
- ・降圧薬＋緑内障点眼薬（β 遮断薬）➡徐脈，低血圧
- ・降圧薬＋過活動膀胱薬（α 遮断薬）➡起立性低血圧

3. 高齢者の外傷は薬物副作用も考える （青本リンク Case 79）

■受診時，普段より血圧が低いのがヒント

- ・血圧降下薬，前立腺肥大治療薬，利尿薬，睡眠薬，抗うつ薬

■抗凝固薬内服中の「軽い外傷」は軽くない！

- ・新しい抗凝固薬が鬼門！（青本リンク Case 69）

4. 薬物副作用（易転倒性）を疑うキーワードを知る

薬物副作用を疑うキーワード	
「風邪薬を飲んでから……」	➡ ニューキノロン剤，抗ヒスタミン薬
「整形外科にかかり始めてから……」	➡ リリカ®，トラムセット®
「泌尿器科で薬をもらってから……」	➡ α 遮断薬
「点眼薬を使いだしてから……」	➡ β 遮断薬
「皮膚科にかかり始めてから……」	➡ 抗ヒスタミン薬
「耳鼻咽喉科にかかり始めてから……」	➡ 抗ヒスタミン薬
「老人ホームに入ってから……」	➡ 薬の飲み忘れがなくなり副作用出現

5. ポリファーマシー対策

■内服薬を書き上げ，起きうることを想像する

処方例
- 降圧薬，利尿薬→低血圧
- 抗凝固薬→消化管出血
- ジギタリス→ジギタリス中毒
- NSAIDs→腎機能低下，高 K 血症，消化管出血
- PPI→肺炎，偽膜性腸炎
- Vit.D，Ca 剤→高 Ca 血症
- Mg→高 Mg 血症

■点眼薬，湿布薬，吸入薬も忘れない

・緑内障点眼薬（β遮断薬）→徐脈，低血圧，気管支痙攣

・冷湿布薬→アスピリン喘息，NSAIDs アナフィラキシー

・ステロイド吸入薬→口腔，食道カンジダ症

■漢方薬，サプリメントも無視しない

・甘草が含まれる漢方薬→低 K 血症（偽性アルドステロン症）

・Ca，Vit.D 製剤が整形外科処方とサプリメントで重なり高 Ca 血症

6. ポリファーマシーの処方カスケードを知る

・抗ヒスタミン薬→認知症状→ChE 阻害薬→尿失禁→抗コリン薬

・ChE 阻害薬→嘔気→制吐薬→椎体外路症状→L-Dopa

・ChE 阻害薬→徐脈→PDEⅢ阻害薬→頭痛→NSAIDs

・ACE 阻害薬→咳嗽→抗菌薬→偽膜性腸炎→メトロニダゾール

・NSAIDs→高血圧→Ca 拮抗薬→浮腫→利尿薬

・サイアザイド系利尿薬→高尿酸血症→尿酸下降薬→発疹→ステロイド

・Ca 拮抗薬→便秘→Mg→高 Mg 血症による吐き気→制吐薬

・甘草が含まれる漢方薬→浮腫→利尿薬→低 K 血症→K 製剤

御触書

免疫チェックポイント阻害薬の副作用は多彩！
・心筋，肝臓，大腸，皮膚，内分泌（甲状腺↓，副腎↓）
・中止して半年後にも副作用の受診あり（25 章 p.111）

（青本リンク Case 84）

32 アルコール患者の救急

- ☑ 深夜の泥酔患者は医事紛争になりやすい
- ☑ 常に泥酔＋急病，泥酔＋頭蓋内損傷を疑う
- ☑ アルコール患者特有の急病・外傷を知る
- ☑ アルコール離脱症候群に強くなれ

【症例】

　56歳の男性．

　飲み屋から「悪酔いしてつらい」という主訴で同僚がタクシーで運んで受診．ストレッチャーに乗るなり嘔吐し始めた．患者は「つらい，つらい」を連発して嘔吐していたが，研修医は「悪酔い」だろうと判断し，酔いがさめてから診ることにした．

　約40分後に突然全身硬直痙攣後に心肺停止となる．除細動後の心電図で**急性心筋梗塞**と診断された．

1. 深夜の泥酔患者は医事紛争になりやすい，指導医と診るべし

寺子屋問答

研修医 救急搬送されたのに酔って言うことをきかず帰ろうとする患者の場合，先生はどうするんですか？

救急医 警察に応援を依頼します．家族を探してもらったり，一緒に説得してもらったり…

研修医 そんなことで警察官を呼んでいいんですか?!

救急医 警察官職務執行法に泥酔患者の保護も警察官の仕事だと記載されているんですよ

研修医 へえ～っ！　知らなかった！

救急医 でも，警察官も人間ですから，深夜の泥酔患者の保護は力が入らないでしょうね．だから，僕は普段，交通事故の患者の際に警察官には親切にしておくんです

研修医 なるほどぉ，魚心あれば水心ですね

2. 常に泥酔＋急病，泥酔＋頭蓋内損傷を疑う (青本リンク Case 72)
■「いつもの悪酔いとは違う」がキーワード
・「悪酔いしてつらい」→泥酔＋SAH，ACS，大動脈解離など
・「泥酔して外で寝ていた」→泥酔＋転倒，転落，ひき逃げ

裏技伝授

泥酔患者のチェックポイント

● 状況，経過
・泥酔するような飲み方をしたのか？
・だんだん泥酔したのか？　急に動けなくなったのか？
・皆から離れて一人になった時間があるか？
● 発見場所
・屋内か屋外か？
・近くに階段や車道（ひき逃げ）がなかったか？
● 診察
・髪をかき分けて頭部の打撲痕を探す
・痛がって触らせない部位はないか？

3. アルコール患者特有の急病・外傷を知る

■意識障害；低血糖を除外したら Vit.B$_1$（100 mg）iv
 ・頭蓋内損傷，脳血管障害，髄膜脳炎
 ・低血糖，ウェルニッケ脳症，肝性脳症，電解質異常
 ・薬物中毒
 ・アルコール離脱痙攣の直後（一過性）

■要注意の感染症
 ・髄膜脳炎（項部硬直を認めないことが多い）
 ・肺炎（肺炎球菌が最多，右上葉なら *Klebsiella. p*），肺結核症
 ・特発性細菌性腹膜炎（22 章 p.93 参照）
 ・壊死性筋膜炎（22 章 p.93，28 章 p.122 参照）

■消化器疾患
 ・マロリーワイス症候群
 ・食道破裂；胸水，縦隔気腫，気胸（8 章 p.37）
 ・急性膵臓炎，慢性膵臓炎（膵臓石灰化）
 ・アルコール性肝炎（急性腹症と誤認されるくらい腹痛が強い）
 ・アルコール性肝硬変症，食道静脈瘤破裂
 ・消化性潰瘍穿孔，出血

■循環器疾患
 ・ACS，大動脈解離（悪酔いと誤認されて放置され急死する）
 ・Holiday Heart Syndrome；飲酒増で不整脈（心房粗細動）
 ・アルコール性心筋症（拡張型心筋症）
 ・脚気心（Vit.B$_1$欠乏症）による高拍出性心不全
 ・大酒家突然死症候群

■長時間圧迫横紋筋融解症（34 章 p.149）
 ・長時間圧迫→横紋筋融解→ミオグロビン尿→急性腎不全

■Saturday Night Palsy
 ・椅子の手置きで腋窩を長時間圧迫→上肢麻痺
 ・下肢を組んだまま長時間→腓骨神経麻痺

■アルコール性ケトアシドーシス
 ・長期間の飲酒後，1〜3 日飲酒不能となった場合
 ・頻回の嘔吐，血糖＜300
 ・アニオンギャップ開大性代謝性アシドーシス

■自殺企図
 ・アルコール患者の自殺企図は帰さない！

4. アルコール離脱症候群に強くなれ

飲酒中止後の時間	アルコール離脱症候群の症状
6～12時間（第1期）	震え，不安，不眠　大部分が24時間で消失
1～2日（第2期）	第1期の症状＋幻覚（幻聴，幻視） ★全身痙攣（アルコール離脱痙攣）
3～5日（第3期）	第2期の症状＋高血圧，頻脈，高熱

■アルコール離脱痙攣

・飲酒中止後1～2日目に左右対称の全身痙攣が1，2回起こる

・自然に消退する場合と振戦せん妄へ移行する場合がある

■振戦せん妄→命に関わる

・飲酒中止後3～5日，アルコール離脱痙攣後に移行する

・高血圧，頻脈，高熱，意識障害（2章 p.8 熱中症ミミック参照）

・大量の鎮静剤が必要，要集中治療

5. 泥酔患者の人権 （青本リンク Case 98）

■診療拒否

・泥酔患者は正常な判断力がないので診療拒否しても帰せない

・警察官の応援を要請して院内にとどめ，説得する努力を怠らない

■患者の血液，排泄物

・警察官の口頭での依頼だけでは渡せない

・泥酔している（正常な判断力がない）本人の承諾は無効

・責任ある家族が来て同意が得られたら警察官に渡せる

・裁判所命令の書類が提示されたら提出義務あり

■アルコール臭の記載

・アルコール臭とアルコール血中濃度は相関しない

・「アルコール臭あり」の7％はアルコール中毒レベルではない

・開示を要求された際には指導医と相談する

■アルコール血中濃度

・口頭で開示を要求された場合，患者側の同意が必要

・裁判所命令の書類が提示されたら開示義務あり

中毒・異物

☑ CO 中毒では遅発性脳障害の候補を知る

☑ 殺虫剤（有機リン）を疑ったらアトロピン

☑ リチウム内服中ならリチウム中毒を疑う

☑ 混ぜ合わせで起きる有毒ガス（塩素，硫化水素）を知る

☑ ボタン電池と PTP は特別扱い

【症例】

76 歳の男性．

納屋で倒れているのを発見されて救急搬送された．

JCS 100，BP 152/86，P 118（整），SpO_2 89（酸素マスク 10 L/分），R 30，T 37.2

両側瞳孔が著明に縮瞳，唾液と吐物があふれている．

全身発汗あり，便尿失禁状態，四肢は弛緩していて，筋肉がぴくぴくしている．

研修医は殺虫剤中毒を疑ったが確信が持てず，気管挿管して胃洗浄し，血中コリンエステラーゼ値が出るのを待った．結果が出る前に患者は心肺停止となった．

1 時間後にコリンエステラーゼ値から有機リン中毒と診断された．

1. 胃洗浄の適応は限られている （青本リンク Case 86）
- 致命的な薬剤，量を飲み，1 時間以内に受診したときだけ
- 胃洗浄，催吐が禁忌の群を知る（酸，アルカリ，ガソリン，灯油）
■活性炭が有効（内服 1 時間以内，または胃蠕動↓作用薬の場合）
- 小児 20〜25 g，成人 50〜100 g（1 g/kg）
- 酸，アルカリ，ガソリン，灯油，鉄などは無効

御触書

胃洗浄をするならルールを守る！
咽頭反射がないくらいの意識障害患者ならば，
- 誤嚥を防ぐために気管挿管し，しっかりカフを膨らませる
（気管挿管時に誤嚥のリスクあり．指導医の判断を請う）
- 太いチューブ（28〜36 Fr）を用いる
- 左下側臥位で 20°ぐらい，頭のほうを下げる
- 洗浄液は温めた生理食塩水を最低 3 L 用いる

2. CO 中毒は状況で疑う （青本リンク Case 88）
- 一般的なパルスオキシメーターはあてにならない！
- SpCO や SpMet も測定可能な機種もある（14 章 p.62 参照）

①練炭火鉢のある部屋で倒れていた
②都市ガスを充満させて自殺企図
③車の排気ガス
- ガレージ内の乗用車の中で意識障害
- スキー場で明け方に乗用車内で意識障害
- 積雪の多い日に車の中で意識障害
④換気不良の場所でエンジンポンプ使用
⑤火事場で煙にまかれて倒れていた
⑥浴槽で倒れていた
⑦冬に同じ部屋にいた複数の人が同時に頭痛，嘔気，意識障害で搬送された

■COHb や SpCO が測定不可能なら，状況で診断して治療開始
- バッグ付きマスクで 10 L 以上，気管挿管して人工呼吸
■高気圧酸素療法の適応は異論が多い→指導医対診
- 意識障害，痙攣，代謝性アシドーシス，心筋虚血，妊婦
■CO 中毒遅発性脳症
- 高齢，（一過性）意識障害の患者で多いとされる
- 早期の高気圧酸素療法で減らせるという報告あり

3. 殺虫剤，除草剤

■有機リン中毒（殺虫剤）：初期治療がいいと救命率高い，要対診！

・有機リン中毒の症状は SLUDBAM（青本リンク Case 87）

御触書

有機リン中毒は SLUDBAM と覚える
Salivation, Sputum, Sweating　唾液，痰，汗分泌
Lacrimation　涙
Urination　尿失禁
Defecation　便失禁
Bronchorrhea, Bradycardia　気管内分泌亢進，徐脈
Abdominal cramp　腹痛　嘔吐
Miosis, Muscle fasciculation　縮瞳，筋攣縮

つまり
縮瞳＋垂れ流し
気管内分泌のため
溺れて死ぬ！

・特有の臭いと著明な縮瞳（Pin-point Pupils）で疑う
・血中 ChE（コリンエステラーゼ）値の著明な低下で確診

裏技伝授

アトロピンテストの勧め

血中 ChE 値が待てない重症例では，硫酸アトロピン 1 管を iv する．縮瞳やほかの症状がまったく変わらない場合には有機リン中毒として治療開始！

・胃洗浄；救急スタッフが中毒になりうるので換気が必須
　　　　　経皮吸収されるのでゴム手袋で処置する（ラテックスはダメ）
・硫酸アトロピン；大量に必要な場合が多い
・PAM®（プラリドキシム）；カーバメイト属の殺虫剤は無効～有害

	症状	血中 ChE	治療
潜在中毒	なし	正常の 50％以上	6 時間経過観察
軽度中毒	歩行可能 全身倦怠，頭痛 めまい，四肢痺れ 悪心，嘔吐，発汗 唾液過剰分泌 喘鳴，腹痛 下痢	正常の 20～50％	Atropine 1 mg，静注 PAM 1 g，静注
中等度中毒	歩行不能 軽度中毒の症状 全身筋力低下 構語障害 筋攣縮，縮瞳	正常の 10～20％	Atropine 1～2 mg，静注，15～30 分ごと，Atropinization まで PAM 1 g，静注
重症中毒	意識障害 四肢麻痺 筋攣縮 著明な縮瞳 呼吸促迫 チアノーゼ	正常の 10％以下	Atropine 5 mg，静注，15～30 分ごと，Atropinization まで 0.02～0.08 mg/kg/時で点滴静注も可． PAM 1～2 g，静注改善しないとき，0.5 g/時で点滴静注

(Hifumi T：A case of percutaneous absorption of an organophosphate pesticide. *Ann Emerg Med* **16**：193-202, 1987 より引用改変)

■パラコート（除草剤）；最初軽症にみえるが高死亡率！

・吐物や口の周囲，着衣に青緑色の付着物で疑う

・尿・血液定性試験で確診，即対診！

4. リチウム剤，マグネシウム剤，バルプロ酸をマークする

・リチウム中毒；治療量でいつの間にか中毒になる（1 章 p.1 参照）

・マグネシウム剤；高齢，腎機能低下（31 章 p.135 参照）

・バルプロ酸；高 NH_3 血症（22 章 p.93）

5. 混ぜるな危険！

・硫黄系入浴剤と酸性洗剤→硫化水素ガス中毒；一気に致命的

・次亜塩素酸ナトリウム＋酸性洗剤→塩素ガス中毒；呼吸器症状

6. Toxidrome

- ■高体温，皮膚紅潮，皮膚乾燥，瞳孔散大，不穏
  - ・抗コリン薬，抗ヒスタミン薬，三環系抗うつ薬など
- ■縮瞳，気道分泌，便尿失禁，**多汗**，筋攣縮 (SLUDBAM p.144 参照)
  - ・有機リン，サリンなど
- ■瞳孔散大，高血圧，頻脈，高体温，痙攣，**多汗**
  - ・覚醒剤，コカイン，LSD，PCP など
- ■昏睡，縮瞳，低換気，徐脈，低血圧
  - ・ヘロイン，モルヒネ，大麻など
- ■瞳孔散大，鳥肌，頻脈，高血圧，下痢，痙攣，幻覚，せん妄
  - ・離脱症候群 (アルコール，麻薬，ベンゾジアゼピンなど)

7. 小児は1錠でも危険な薬剤：Toddler Killer Drugs

・Ca 拮抗薬，β遮断薬	・樟脳
・三環系抗うつ薬	・経口糖尿病薬
・麻薬	・テオフィリン
・クロルプロマジン	・クロロキン
・キニン系抗不整脈薬	・貼付薬 (ニトログリセリン，ニコチン)

8. 異物誤食

- ■磁石は2つ飲んだら腸閉塞・壊死！
- ■小児のピーナッツ誤飲？ は必ず CT，MRI
- ■ボタン電池：食道内は2時間以内に除去すべし！
  - ・直径≧2 cm，4歳未満は危険！
  - ・胃内；除去挑戦，または24〜48時間自然排泄を待つ
  - ・24時間同じ位置 (胃，メッケル憩室) なら要除去
- ■PTP (Press Through Package)：疑う場合は CT
  - ・咽頭，食道，胃内；要除去 (耳鼻科医または内視鏡熟練医に対診)

尿 SIGNIFY™ ER 検査
保険適応がないのでやる前に必ず指導医に相談

- ●フェンシクリジン (PCP)
- ●ベンゾジアゼピン類 (BZO)
- ●コカイン類 (COC)
- ●アンフェタミン類 (AMP)…覚醒剤
- ●MDMA
- ●プロポキシフェン (PPX)
- ●大麻類 (THC)
- ●オピエート類 (OPI)
- ●バルビツール酸類 (BAR)
- ●三環系抗うつ薬類 (TCA)
- ●オキシコドン (OXY)

34 熱中症

☑ 熱中症ミミックでは敗血症と甲状腺クリーゼを
マークする

☑ Heat Stroke の診断は直腸温＞40℃＋意識障害

☑ Exertional Heat Stroke では冷水浸漬が必須

☑ 急性運動性横紋筋融解を知る

☑ ミオグロビン尿に強くなれ

【症例】

　18歳の大学生.

　ワンダーフォーゲル部で初登山が暑い日になった. 皆について
いけず, 途中でリタイヤして筋肉痛がひどいと夜に受診した.

　意識清明, BP 108/78, P 82 (整), SpO$_2$ 98, R 16, T 37.3
下肢に筋肉痛を訴えるもほかに著変なし.

　研修医は「軽い熱中症」と診断して輸液をして帰宅させた.

　2日後, 別の病院で急性運動性横紋筋融解による急性腎不全
で入院となり緊急透析となった.

1. **熱中症ミミック**（2章 p.8）**の鑑別**（青本リンク Case 6）
   - 髄膜炎・敗血症；悪寒戦慄の有無，血培，抗菌薬
   - 甲状腺クリーゼ；女性，家族歴，甲状腺腫大，TSH

御触書

熱中症 vs 熱中症ミミック
- 熱中症を起こしやすい人か？
- 発見された場所は熱中症にふさわしいか？
- 直腸温＞40℃か？
- 悪寒戦慄の有無は？

2. **熱中症**（Heat Illness）**：明確な境界はなく重なりがある**

■Heat Cramp（熱痙攣）；直腸温＜38℃
   - 四肢，体幹に有痛性の筋痙攣が起こる
   - 電解質不足，生理食塩水の急速 div でほとんど軽快

■Heat Exhaustion（熱疲労）；直腸温＜40℃
   - 頭痛，悪心，嘔吐，一過性意識障害，低血圧
   - 生理食塩水急速輸液，横紋筋融解チェック

■Heat Stroke（熱射病，日射病）；直腸温＞40℃ + 意識障害，痙攣
   - 直腸温＜39℃まで速やかな冷却が必須（目標速度は 0.1℃／分以上）

Classical Heat Stroke（非労作性熱射病）	Exertional Heat Stroke（労作性熱射病）
・幼児，高齢者，基礎疾患，薬剤 ・無汗，多臓器不全 ・死亡率 40%	・高温環境での運動，作業 ・発汗あり，多臓器不全 ・死亡率 10%
蒸散冷却※1	冷水浸漬※2
冷水シャワー，局所冷却※3, 血管内冷却※4 ゲルパッド水冷式体表冷却（Arctic Sun™） 血管内冷却カテーテル（サーモガード）	
冷却中のシバリングは体温↑になるので Benzodiazepine で抑える	

※1 霧吹きで身体表面を濡らして扇風機で風を送る
※2 水槽のような設備で身体ごと氷水や冷水に浸す方法（5分で 1℃下がる）
　　（浴槽がなければシーツの両側を持ち上げて氷水で満たし，扇風機であおぐ）
※3 アイスパックなどを頸部，腋窩，鼠径部にあてる
※4 中心静脈ラインから冷却（4℃）輸液 2,000 cc／時

3. 急性運動性横紋筋融解 (青本リンク Case 90)

- ・運動し慣れていない人が急に頑張ったとき
- ・運動の程度に比してひどい筋肉痛を訴える

■検査データ；CPK↑, LDH↑, AST↑, ALT↗

- ・筋酵素は受診日より翌日のほうが高値！

  受診日が低値でも油断できない，翌日要再検査

- ・ミオグロビン尿（潜血反応＋＋＋，沈渣赤血球なし）

御触書

潜血反応は強陽性なのに尿沈渣で赤血球なし

血清が透明	血清がピンク色
ミオグロビン尿	ヘモグロビン尿

■ミオグロビン尿を疑うなら，急性腎不全を防ぐ努力！

- ・最初の1時間は1〜2L/時で，その後は300/時で
- ・2〜3 mL/kg/時の尿量を維持する輸液続行
- ・メイロン®；尿 pH>6.5 を目標に投与（臨床証拠希薄）
- ・Furosemide（ラシックス®）；過剰輸液時（臨床証拠希薄）

筋肉融解（CPK↑, LDH↑, AST↑, ALT↗）の原因

- ・クラッシュ症候群，コンパートメント症候群
- ・血管閉塞（例：急性心筋梗塞，下肢動脈閉塞）
- ・長時間圧迫（例：泥酔，薬物中毒の昏睡）
- ・熱中症（熱疲労，熱射病），急性運動性横紋筋融解
- ・消化管壊死（例：腸梗塞，絞扼性腸閉塞）
- ・感染症（例：ウイルス性（心）筋炎，壊死性筋膜炎）
- ・薬剤（例：悪性症候群，スタチン製剤）
- ・筋挫傷，筋肉注射

[推奨文献]
河村裕美, 他：熱中症ミミック. *Medicina* **57**：1265-1269, 2020.

35 ┃ 低体温・溺水

☑ **腋窩温はあてにならない，必ず直腸温で！**

☑ **温めた酸素と温めた輸液を急速大量に！**

☑ **温め方は直腸温とバイタルサインで決める**

☑ **No one is dead until warm and dead!**
（直腸温＞28℃以上の心静止で死亡宣告）

【症例】

　　　78歳の男性．

　　　初冬の早朝，自宅の廊下で倒れていたと搬送された．

　　　JCS 100, BP 76/48, P 52（不整），SpO_2 96, R 12, T 35.2

　　　研修医はショック状態と判断し心電図をとった．心電図を見て「心房細動と ST 上昇を認めます」と循環器内科医を呼んだ．

　　　循環器内科医は心電図を見るなり「これは ST 上昇ではなくて Osborn J 波だよ，直腸温を測ってごらん」と言う．直腸温は29.6℃で，脳梗塞のため動けなくなり**偶発性低体温症**に陥ったと診断された．研修医はひどい低体温では普通の体温計による体温測定が役に立たないと思い知らされた．

1. 偶発性低体温症

■腋窩体温測定はあてにならない，必ず直腸温で！
- ・普通の体温計では 32℃以下は測定できない
- ・計測温度を信じる前に患者に触れてみる

■すべて低下するバイタルサインと心電図が決め手
- ・意識レベル↓，BP↓，P↓，R↓，T↓（23 章 p.100 参照）
- ・心電図；Osborn J 波（＜32℃），心房細動（＜30℃）

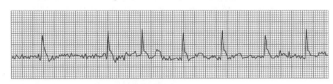

■低体温症の原因探しも忘れるな！
- ・中枢神経（脳卒中，頭部外傷）
- ・ほかの急病（低血糖，肝性脳症，ACS，大動脈解離）
- ・薬剤（アルコール，睡眠薬，向精神薬）

■感染症探しも忘れない
- ・低体温症では感染症がほぼ必発！

■復温法は直腸温で決める
- ・**温めた酸素と温めた大量の輸液**；必ず多尿で脱水がある
- ・輸液ラインは心臓の近くで，中心静脈ラインが望ましい
- ・加温は 0.5～1℃／時程度の上昇が理想的
- ・能動的体外復温中の体温低下(After Drop)や血圧低下(Rewarming Shock)➡能動的体内復温へ

	直腸温	意識障害	心電図	復温法
軽症	32～35℃	軽～中等度	正常	受動的体外復温※1
中等症	28～32℃	重度	心房細動 Osborn J 波 心室細動	能動的体外復温※2
重症	28℃以下	深昏睡	心静止	能動的体内復温※3 体外循環式復温

※1：室温，毛布
※2：暖房，電気毛布，温水循環式マット，温風対流式加温装置，温浴
※3：42℃の輸液，加温加湿酸素，温水による体内洗浄（胃，膀胱，胸腔，腹腔）

輸液を温めるのには電子レンジを用いる

軟かいボトルの乳酸化リンゲル液または生理食塩水を約50秒間温める（40〜42℃）！糖が含まれた輸液はダメ！
輸血の際には，上記の方法で温めた生理食塩水と混合して，輸血を温める．

■低体温の心肺蘇生（青本リンク Case 74）

"No one is dead until warm and dead!"

・能動的体内復温をしつつ心肺蘇生，または PCPS
・直腸温＞28℃以上になるまで死亡宣告できない

寺子屋問答

研修医 重症低体温症での CPR に異論があるそうですが？

救急医 直腸温 28℃以下での心肺停止では，心電図を確認せずに胸骨圧迫心マッサージをすると，良い心電図リズムを致命的な心電図にしてしまうかもしれない，という指摘があるのです．病院外で問題になるのです．院内では心電図で心室細動，心静止を確認してから胸骨圧迫を開始すべきです

研修医 じゃ，屋外ではどうしたらいいのですか？

救急医 患者が異常に冷たいと思ったら，完全に1分間は頸動脈で脈をふれないことを確認してから，胸骨圧迫を開始しようということになっています

---

2. 溺水

・Drowning；溺水死
・Near-drowning；溺水 CPA から一時的にでも回復した場合

■溺水心肺停止（青本リンク Case 74）

・冷水で30分以上，温水で20分以上；完全回復は不可能
・**小児の低体温溺水 CPA は 30〜50 分後の完全回復あり**

■淡水，海水で輸液を変える必要はない

■飛び込みの溺水では頸椎損傷がありうる

■Near-drowning から Secondary drowning

・蘇生に成功して数日後，ARDS 様の呼吸不全で死亡する
・温泉湯での溺水患者に多い

36 画像診断

☑ 受傷機転から損傷部位を予想して指示する！

☑ 部位特有の撮影指示を覚える

☑ 造影が必須の場合を覚える

☑ 造影剤のリスクを正確に知る

☑ 読影報告書の確認は研修医の大事な仕事

【症例】

56歳の男性が進行肺癌の疑いで入院してきた．

主治医となった呼吸器内科医がその患者に会いにいくと，3年前に交通事故で入院したときに自分が救急部ローテーション中の研修医で救急医と一緒に主治医をした患者だとわかった．

3年前の救急室での胸腹部CTを診て驚愕した．放射線科医の読影レポートには「肺癌疑いの陰影あり，多発外傷軽快後に精査されたし」と記載されていた．自分も救急医もこの読影レポートを読んでいなかったのだ．

1. 救急室で最も多い見逃し，それは骨折

■受傷機転から合併損傷も予想して画像検査を指示する！
- ・手を着いて前に転倒 ➡ Colles 骨折（＋肘関節損傷）
- ・交通事故ダッシュボード損傷 ➡ 股関節損傷（＋膝関節損傷）
- ・スキーで転倒 ➡ 足関節骨折（＋腓骨骨頭骨折）
- ・火事で3階から飛び降りた ➡ 踵骨骨折（＋脊椎骨折）

■部位特有の撮影指示を覚える

踵骨 ➡ 軸写	膝蓋骨 ➡ Skyline 軸写	下顎骨 ➡ パノラマ
肩甲骨 ➡ 軸写	顔面骨 ➡ Waters 撮影	上位頸椎 ➡ 開口位
下位頸椎 ➡ Swimmer 撮影	脊椎圧迫骨折 ➡ 胸腰椎移行部撮影	

■骨折が認められないときの帰し方を習得する
- ・外傷初日にはX線撮影で骨折がはっきりしないことがあると伝える
- ・再評価が必要と説明し，再評価の日時，診療科を伝える
- （高齢者には再評価の日時，診療科のメモを渡す）

2. 造影が必須の場合を覚える：疑うときは造影を指導医に相談

■単純 CT だけでは重篤な急病・外傷を見逃がす！

（17章 p.70）（青本リンク Case 30, 54）

・大動脈解離	・肺塞栓
・腸間膜動脈解離，腸間膜動脈閉塞（腸梗塞）	・腹腔動脈，脾動脈解離（脾梗塞）
	・肝膿瘍，肝損傷
・腎動脈解離（腎梗塞）	・絞扼性腸閉塞

■造影剤のリスクを正確に知る
- ・アナフィラキシーは要警戒；造影剤開始時は複数医が待機
- ・腎機能障害はハイリスク群だけをマークする
- （高齢者，糖尿病，腎機能低下，脱水→十分な輸液，造影剤減量）

3. 読影報告書の確認は研修医の大事な仕事（青本リンク Case 71）

■読影レポート確認不足は医事紛争になる！
- ・耳鼻咽喉科医；副鼻腔 CT に脳腫瘍疑いの記載
- ・整形外科医；頸椎 CT に甲状腺腫瘍疑いの記載
- ・呼吸器内科医；胸部 CT に胆嚢癌疑いの記載
- ・循環器内科医；心臓 CT に肝臓癌疑いの記載
- ・消化器内科医；腹部 CT に腎臓癌疑いの記載
- ・救急医；多発外傷の胸腹部 CT に肺癌疑いの記載

4. 超音波検査

　日本は医師が超音波検査をできる数少ない国

　2年間の研修で一つでも多くマスターしよう！

　単純X線撮影を減らし，超音波検査とCTを駆使する！

■外傷：FAST （40章p.184）

■ショック：RUSH （13章p.59）

■心臓

　・**右室拡大**；肺塞栓

　・**心嚢液貯留**；心タンポナーデ

　・**急性心筋梗塞**：壁運動低下は数時間後しか出ない場合がある

■肺

　・B line；肺全体なら肺水腫，一部なら肺炎，肺挫傷

　・Sliding Sign, Lung Point Sign；気胸

■腹部

　・**小児の腸重積** （青本リンクCase 73）

　・**腹部大動脈瘤**

　・胆石・胆嚢炎

　・**水腎症**

　・**虫垂腫大** （6 mm以上），糞石

　・腸管；Keyboard Sign（腸閉塞），腸管壁肥厚（腸炎）

　・**卵巣嚢腫** （排尿前のほうがいい）

　・精索捻転

■大腿静脈 （青本リンクCase 33）

　・**深部静脈血栓症を見つけて術後，分娩後肺塞栓を予防する**

　　（整形外科，泌尿器科，産婦人科，消化器外科志望の研修医は必須）

■関節

　・関節腔内の液体貯留

■骨

　・上腕骨顆上骨折

　・肋骨骨折

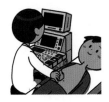

37 　頭部外傷

☑ 頭部外傷よりもショック・低酸素血症の治療の
　ほうを優先すること

☑ 頭蓋内圧亢進に対する，緊急処置を知る

☑ Lucid interval（意識清明期）に注意

☑ 受傷後1～2時間以内のCTスキャンで小さい血
　腫，脳挫傷は安心できない

☑ 抗凝固薬，抗血小板薬を内服中の患者の頭部外
　傷は特別扱い

【症例】

　35歳男性．交通事故．頭部外傷，左胸部外傷．来院時 BP 80/
50，P 110，R 20，T 35.5℃であった．研修医が診察すると，
瞳孔不同あり右半身の不全麻痺を認めた．すぐに CT を撮影し
たところ，左硬膜下血腫および脾損傷による腹腔内出血を認め
た．CT 終了時には BP 70/40，P 120 と悪化してしまった．
「ショックなんだから，頭部以外を探すのが当たり前だろう
が！」と上級医に叱られ，慌てて輸血・手術の準備をするので
あった．

1. 医療面接

■酒を飲んでいるからといって，意識障害を酒のせいにしてはいけない．酩酊があるときは救急室で経過観察を．頸椎損傷にも気をつける．(青本リンク Case 72)

■Lucid interval（意識清明期）に注意．多くの場合，神経学的に正常でもメンタルに異常がある（どことなくおかしい．同じことを何度も聞くなど）．急性硬膜外血腫に多い(急性硬膜下血腫にもありうる)

■神経所見より，精神状態の変化のほうが鋭敏である
必ず，家人にいつもと同じかどうか聞くこと

2. 身体診察

■切迫するDに敏感になれ．GCS≦8, JCS≧Ⅱ-30, △GCS 2以上低下していく

■すばやく診察：LLLをチェック
L：Level of consciousness 意識レベル（GCS）
L：Light reflex 対光反射，瞳孔不同
L：Laterality（四肢）左右差

■頭蓋内圧亢進症状：意識障害，クッシング反応 (血圧上昇，徐脈，呼吸数減少)，脈圧増加，脳ヘルニア (瞳孔不同・昏睡・片麻痺)

■麻痺のチェックには，圧迫刺激，呼びかけに対する反応はもちろんのこと，両膝が立つか？ 患者の腕を顔の上から落としてよけるか？（drop sign）も調べる

■非人道的な「痛み刺激」ではなく「圧迫刺激」を．眼窩上切痕，爪床，顎関節部，僧帽筋を圧迫する

■重症頭部外傷のサイン：

> ・瞳孔不同
> ・四肢筋力の左右差
> ・髄液漏を伴う開放性頭部外傷，脳組織の脱出
> ・神経所見の経時的悪化 (GCSの2ポイント以上悪化)
> ・陥没骨折 (5 mm以上)

■2歳未満の頭部皮下血腫 (側頭部，後頭部，頭頂部) はリスク高い

■頭蓋底骨折のサイン：受傷早期には不明のことが多い

> ・バトルサイン（乳様突起の出血斑）➡中頭蓋窩骨折
> ・鼓膜内血腫➡中頭蓋窩骨折
> ・Raccoon eyes（眼窩周囲血腫，いわゆるパンダの目）➡篩骨洞天板骨折疑➡経鼻胃管や経鼻挿管禁忌
> ・髄液鼻漏/耳漏➡鑑別法；血液の混じった髄液を濾紙に垂らすと，真ん中に血液，周囲に髄液と分離され，髄液の存在が確認できる（Ring sign）．テステープで糖を調べるのは信頼性低い．

■頭蓋底骨折の 1/3 は重症頭部外傷を伴う

■頸椎損傷を合併することが多いので，頸椎の保護も忘れない

■挿管は頸椎保護をしながら気管挿管する．頸椎損傷を疑う場合は，ビデオ喉頭鏡やファイバー気管挿管を行う

3. 救急外来における対処

■頭部外傷ではまずショックにならない

ショック（血圧低下）を見たら，原因を頭部以外に求めて検索しすぐ対処せよ！（腹腔内出血，骨盤骨折）

■頭部外傷よりもショック・低酸素血症の治療を優先せよ！

■頭部外傷の 40％に低酸素血症を合併．必ず高濃度酸素を与える

低酸素血症による患者の不穏や暴れに対して，誤って鎮静させてはいけない

■切迫する D：GCS≦8 点，GCS 低下 2 点以上，瞳孔不同，麻痺の進行，クッシング徴候など

■切迫する D を見たら「HERNIA」の行動を

HE：Head Emergency（頭の緊急事態）→脳ヘルニアを想起

R：Reevaluation　A・B・C の再評価．特に脳灌流圧を意識

N：Neurosurgeon　脳神経外科医師にコンサルト

I：Image　secondary survey の最初に頭部 CT 撮影（Trauma panscan CT）

A：Airway　確実な気道確保として気管挿管を考慮

■GCS≦8 の場合は気管内挿管を考慮

■脳ヘルニアが進行してきているとき

①頭位 30 度挙上

②Mannitol 1 g/kg 点滴静注（または Glycerin 1.5 g/kg 点滴）．脳外科医にコンサルトのうえ使用すること（リバウンドがあるため）

③補助換気(1分間20回ぐらい)．脳圧亢進で低換気→$PaCO_2$↑→脳血流↑→脳圧亢進と悪循環に陥るため，補助換気を行う

$PaCO_2$＝30〜35 mmHg に

$PaCO_2$を下げすぎるとむしろ脳の低酸素を誘発する

補助換気は受傷早期のみ有効．脳圧モニターを

☆予防的過換気は禁忌！　脳ヘルニア徴候がないときは過換気するな

④血圧低下がなければ，輸液は維持量の 2/3 に

■頭部外傷を合併する出血性ショックでは，収縮期血圧＞100 mmHg，平均動脈血圧 80〜90 mmHg 以上，脳灌流圧 50〜70 mmHg を目指す

■ GCS 9〜15 の頭部外傷では，受傷 3 時間以内にトラネキサム酸を投与する

4. 検査

■頭蓋骨の線状骨折で血管溝や縫合をまたぐ骨折は，硬膜外血腫の疑いがあり，必ず CT を

■CT 室は最も危険の多いところ．患者から目を離すな！

■CT：受傷後 1〜2 時間以内の小さな血腫，脳挫傷は安心するな！

　➡大きくなる途中！　➡必ず脳外科コンサルテーション！

■頭蓋内出血の出血量の推定：血腫の縦×横×高さ×0.5 cc

■ CT 所見より手術を考慮する場合

出血量が 30 cc 以上，血腫の厚さが 15 mm 以上，midline shift が 5 mm 以上，進行増大する血腫，血腫がまだら状（まだ血液が吹いている），部位が側頭葉や後頭葉（中硬膜外動脈や静脈洞の破綻を疑う場合）

■GCS 15 でも，①意識消失，②健忘，③嘔吐，④増強する頭痛があれば，CT を考慮

5. 入院・帰宅の条件

- ●**入院（および CT）は「One Point Advice」参照** (p.162, p.215)
  - ■抗凝固薬，抗血小板薬を内服中の患者は特別扱い
    - ・抗血栓薬内服中の頭蓋内出血の対処を知れ！
    - ・頭部 CT が異常なしでも必ず 24 時間以内に再評価が必要．院内で一晩経過をみるか，帰して翌朝，脳外科外来に受診させるかを指導医と相談．（青本リンク Case 69）

御触書

抗血小板薬	血小板輸液は無効なだけでなく死亡を増やす報告が多い
抗凝固薬	
ワルファリン	INR1.35 以下にコントロールする
	ビタミン K 10 mg 投与
	プロトロンビン複合体（25〜50 IU/kg）を考慮
	新鮮凍結血漿なら 10〜15 mL/kg
DOAC	
ダビガトラン	拮抗薬イダルシズマブを考慮
Xa 阻害薬	経口活性炭 50 g
	プロトロンビン複合体（50 IU/kg）を考慮
	拮抗薬（アンデキサネット）を考慮

- ●**帰宅（退院）させるとき**
  - ■慢性硬膜下血腫を念頭に置いて，必ず後になって（3 週〜3 カ月）悪化する可能性があることを説明する．特に乳児や酒飲みの男性の外傷に要注意（3 章 p.12 を参照）
  - （青本リンク Case 72）

■**いつ救急室に戻ってくるほうがよいのか説明すること**

> ・意識状態の悪化，傾眠傾向，特に同じことを何度も言うとき
> ・増強する頭痛
> ・嘔気・嘔吐の出現/増悪
> ・神経学的所見の出現（複視，筋力や感覚の左右差など）

■説明の紙を渡すだけでは，説明したことにならない．きちんと，患者と家族に救急室で読んで説明すること

■家に帰ったら，食事は軽くし，一晩は誰か保護者の監視のもとにおく．信頼できる家人がいなければ，入院の適応と考える

■スポーツ中の脳震盪はsecond impact syndrome予防のために運動再開のタイミング決定が重要（自信がない場合は専門医の外来受診を勧める）

脳震盪

■身体的静養で肉体的には回復しても，認知機能が回復するのは案外時間がかかる

■脳震盪で意識消失するのは10%未満であり，多くは意識を消失しないで，ぼぉっとする

■脳震盪の5つの症状：身体症状，認知症状，前庭・眼障害，睡眠障害，感情障害

■13歳以上の脳震盪評価：SCAT5©（SCAT：Sideline Concussion Assessment Tools）がある

■**最初の24〜48時間は肉体も脳もしっかり休めないといけない．勉強，ゲーム，宿題も禁止．ただし2日を超える絶対安静はダメ．無症状なら段階的に活動を戻す**

〔推奨文献〕
1) Scorza KA, et al：Current concepts in concussion：initial evaluation and management. *Am Fam Physician* **9**：426-434, 2019.
2) Yengo-Kahn AM, et al：Mild traumatic brain injury in children. *Pediatr Clin North Am* **68**：857-874, 2021.
3) Picetti E, et al：WSES consensus conference guidelines：monitoring and management of severe adult traumatic brain injury patients with polytrauma in the first 24 hours. *World J Emerg*

Surg **14**：53-61, 2019.
4) SCAT5© (SCAT5：https://www.jfa.jp/football_family/pdf/medical/
b08_02.pdf)

One Point Advice

カナダ頭部 CT ルール

☆☆☆**軽症頭部外傷でいつ頭部 CT を撮影するか**☆☆☆
CT の判断はやっぱり軽症のときに悩むよね！

軽症頭部外傷（Minor Head Injury）の定義
　誰かが見ているところでの意識消失，健忘，失見当識で GCS 13〜15 のもの

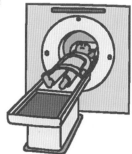

以下の項目が 1 つでもあれば頭部 CT を撮影する

高度危険群　High-risk（for neurologic intervention）
　1. GCS score ＜15 受傷 2 時間後
　2. 開放性または陥没骨折疑い
　3. 頭蓋底骨折疑い（鼓膜内血腫，パンダの目，髄液鼻漏・耳漏，耳介後部血腫）
　4. 2 回以上嘔吐
　5. 65 歳以上
中等度危険群　Medium-risk（for brain injury on CT scan）
　6. 30 分以上の逆行性健忘
　7. 重大な外力がかかったと予想されるもの（人対車，車外に放り出された，1 m または 5 段以上からの転落）

〔推奨文献〕
1) Sharp AL, et al：Implementation of the Canadian CT Head Rule and Its Association with use of computed tomography among patients with head injury. *Ann Emerg Med* **71**：54-63, 2018

38 顔面・頸部・脊椎(髄)外傷

☑ 鎖骨より上に外傷があるときは，頸椎損傷があるものとして扱う

☑ 意識障害があっても，脊髄損傷を疑う所見をとれるようになる

☑ 頸椎の X 線を読めるようになる

☑ 神経原性ショックが診断できるようになる

☑ 中心性頸髄損傷を知るべし

【症例】

　　酔っぱらって思いっきり転倒し，机の角に右目をぶつけた45歳男性が来院した．研修医が診察すると，視力も眼球運動も異常がないという．しかし上級医が診察すると，上方視で複視を認め，眼窩下神経領域の痺れを認めた．CT ではしっかりと吹き抜け骨折を認めた．

　　研修医：「たしかに目はしっかり動いてたんですよ」

　　上級医：「他覚的運動所見より，上方視時の自覚所見のほうが大事だよ．それに眼球は案外硬いから，受傷機転から吹き抜け骨折を考えないといけないよ」

A 顔面外傷

1. 身体診察

■眼球運動，咬合不全の有無，開口機能をチェック．特に眼窩縁，頬骨縁，頬骨弓，下顎縁の段差をチェック．指を口の中に入れて上顎をつまんで可動性を調べる．また耳に指を入れて，口を開閉させると顎関節の異常がわかる

■舌圧子を奥歯に嚙ませ，舌圧子をひねり，痛みがあれば下顎骨骨折を精査（tongue blade test）

2. 救急外来での対処

■気道閉塞の予防/治療．出血のコントロール

■気道がやられて挿管が困難な例は，早めに輪状甲状靱帯穿刺または切開を．緊急気管切開は救急室ではしない

■顔面の大きな損傷や頭蓋底骨折疑いのあるものは経鼻操作は禁忌

■顔面外傷がある場合はすべて頸椎損傷があるものとして取り扱う

■眼の内側の傷（鼻涙管/鼻涙小管）の修復は専門医に任せる

■顔面骨は CT で評価する．X 線では見逃しが多い

3. エッセンシャルズ

■**鼻中隔・耳介の血腫は穿刺吸引すること**．放っておくと軟骨壊死を起こしてしまう

■鼻骨骨折は大量鼻出血と鼻中隔血腫がなければ，翌日コンサルテーションでよい

■吹き抜け骨折（blow-out fracture）

　・眼筋を骨折部がかむため，眼球の上転障害を生じる

　・上方視で複視になるのを見逃さない

　・眼窩下神経領域の痺れをチェック

　・X線，CTで，上顎洞に軟部組織が落ちこむのが見える(tear drop sign)

　・必ず眼科にもコンサルテーションする（翌日でよい）

> **裏 技 伝 授**
>
> ### 口唇裂創縫合の裏技伝授
>
> ■麻酔は上口唇なら眼窩下神経ブロック，下口唇ならオトガイ神経ブロック
> 　直接口唇に局所麻酔をすると口唇が腫れ上がり，解剖学的位置関係がわからなくなる
> ■最初に口唇縁（口唇の色違いの境界）を縫合すると，縫合がずれない．ここは無麻酔で一針かけてしまうとうまくいく

■顎関節脱臼の整復法

・仰臥位では困難，必ず座位で

・初めての若者は鎮静剤が必要（上級医と相談）

・複数回の既往がある高齢者は，鎮静剤なしに挑戦してよい

・患者は座位，医師は立位，介助者は患者の後頭部側から頭部を保持

・両母指を口腔内に入れ，下顎骨を握る感じで，「下げながら介助者のほうへ押す」感じ．患者にはむしろ口を閉じるようにしてもらう（顎先は上げる，顎奥を下げる）

・咬筋をマッサージすると入りやすくなる

B 頸部外傷

1. 医療面接

■受傷時または受傷直後に手や足の痺れ/電気が走った感じ/麻痺を覚えた場合は，救急室来院時に何ともなくても頸髄損傷を強く疑って対処する

■脊損の特徴的な痺れ（paresthesia）は pin & needle と表現され，針でチクチク刺すような痛い痺れであることを知れ（ちょうど，長時間正座した後，足が痺れるあの感じ，触っただけでも痛くて困るでしょう？）．

■病院前では"Load & Go"症例は「全身固定」されて搬送される

2. 身体診察

■鎖骨より上の外傷があるときは，頸椎損傷があるものとして患者を取り扱うこと

■背中側の診察の際は，患者を1本の丸太に見立てて，3～4人がかりで同時に横に回す（log-roll法）．重症骨盤骨折の場合は，Flat法で

■直腸診もすること（肛門括約筋の弛緩の有無）

■外傷後尿閉（弛緩性）は危険な徴候である

■神経原性ショック（neurogenic shock）の所見：血圧低下，徐脈，四肢が温かい（尿量もOK）

■意識障害患者で脊髄損傷を疑うヒント：

> ①鎖骨より上部のみの範囲で痛み刺激に顔をしかめる（反応する）　C4
> ②肘を屈曲するものの，伸展はしない　C5～6
> ③腹式呼吸（横隔膜呼吸）：肋間筋が動いていない　C5～T6
> ④深部腱反射低下，四肢弛緩，肛門括約筋緊張低下
> ⑤持続性陰茎勃起症．稀，しかし，あれば脊髄損傷で特徴的
> ⑥血圧低下，徐脈，四肢が温かい

3. 救急外来における対処

■**A & B**（気道＆呼吸）：C4以上の障害➡呼吸障害をきたす（横隔膜および肋間筋の障害）．注意深く挿管を（頸椎固定して経口挿管，経鼻挿管，気管支ファイバーにて挿管）

C4～T6までの障害（肋間筋の障害のみ）➡普通は呼吸は大丈夫．ただし，高齢者や胸部外傷合併例，元来呼吸器疾患をもつ者は呼吸障害が起こりうるので注意を要する

■**C**（循環）：血圧の維持．輸液．神経原性ショックでは必要に応じて昇圧剤

■頸椎保護は，ネックカラーとヘッドイモビライザーバックボードで固定．またはネックカラーと用手固定

■胃管の挿入．脊髄損傷ではイレウスになる．また胃拡張は呼吸抑制を助長する

■**脊髄損傷時には腹部は緊張しないので，腹部外傷の合併がないかどうか積極的に検索しなくてはならない**

■ステロイドのエビデンスは非常に乏しい

■バックボードは2時間以上使うな(褥瘡になる).
■神経原性ショックにはまず十分な輸液,次いで必要に応じてノルアドレナリン持続点滴.平均血圧を85 mmHg以上を維持
■頸椎捻挫では胸鎖乳突筋の圧痛が遅れて出現することが多い

4. 検査

■頸椎評価はCTが望ましい
■外傷+意識障害(Trauma Pan-scan CTの適応)
■頸椎の骨折を認めたら,椎骨動脈,内頸動脈も造影CTで評価する
■頸椎骨折の約10%に他部位の脊椎骨折を認めるので,見逃さないようにする
■胸椎・腰椎X線・CTの適応:胸椎・腰椎の正中背部に,圧痛,意識障害,中毒,対麻痺,パレステジアなど疑わしい神経所見を認める,ほかに激痛を伴う外傷がある
■脊髄損傷で麻痺があるところ(胸〜骨盤)はすべてCT精査(Trauma panscan CT).痛みを訴えず見逃しやすいので気をつけろ

5. エッセンシャルズ

■**ジェファーソン骨折(環椎粉砕骨折)**
開口位撮影を.不安定骨折
1/3にC2骨折を合併

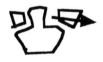

■**歯突起(C2)骨折**
開口位X線も

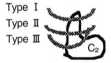

Type Ⅰ
Type Ⅱ
Type Ⅲ

■**環軸椎亜脱臼・脱臼**
歯突起と環椎後面の距離の拡大
小児>5 mm　成人>3 mm
不安定骨折

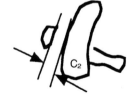

■ハングマン骨折（首つり骨折）
軸椎椎弓根骨折
不安定骨折

■クレイショベル骨折
C7の棘突起骨折
安定骨折

■中心性頸髄損傷（central cervical cord syndrome）
・上肢にひどい運動・知覚障害
・前腕から手にかけて，物が触れてもひ
どく痛がる痛覚過敏が特徴（間違って
前腕のX線撮影をしないように）
・後縦靱帯骨化症，脊柱管狭窄症のある高齢者が転倒して，前頭
部を強打した際
・骨傷を伴わないことも多い（SCIWORA：Spinal Cord Injury
With Out Radiographic Abnormality）
・歩いて来院することがあるのが脊髄損傷なので，すぐ安静，頸
部固定からスタート
・必ず，整形外科にコンサルテーション
（青本リンク Case 66）

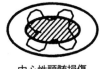

中心性頸髄損傷

C 胸腰椎椎体圧迫骨折
・第10胸椎〜第2腰椎に多い
・患者が腰椎4，5番あたりに手をおいて「この辺が痛い」とい
うのでだまされる．胸腰椎移行部を含めて画像検査すること
・必ずゲンコツパンチで叩打して，痛みのある脊椎を確認する
・安静時は痛みがなく，体動で激痛．画像所見よりゲンコツパン
チの身体所見が大事
・叩打痛がない場合は，画像で圧迫骨折があってもそれは古い骨折
・X線やCTで骨折が写らないことがある．必要に応じて後日

MRI 追加

・高齢者の圧迫骨折の３割はベッド上で起こり，外傷歴がない

〔推奨文献〕

1) Sjeklocha L, et al：Traumatic injuries to the spinal cord and peripheral nervous system. *Emerg Med Clin North Am* **39**：1-28, 2021.

2) Ciesla DJ, et al：Western Trauma Association critical decisions in trauma：cervical spine clearance in trauma patients. *J Trauma Acute Care Surg* **88**：352-354, 2020.

One Point Advice

頸椎側面X線・CT の ABC

頸椎X線側面が基本である．X線では C7/T1 まで写っていないと見逃すぞ．

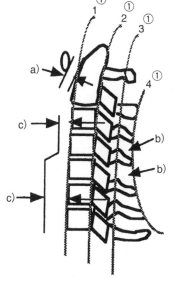

①A：Alignment 4 つのライン
　4 つのカーブが滑らかかどうかをチェック（棘突起を結ぶ線は，C1 は含めない）

②B：Bone 骨
　骨を 1 つずつ輪郭を追う（椎体，棘突起，横突起，pedicle，lamina）．上・下関節突起の骨折も見逃すな

③C：Cartilage 軟骨
　椎間板，椎間関節の距離をチェック

④D：Distance of soft tissue 軟部組織の距離
　a) 環椎と歯突起前面間距離 Atlanto-Axial distance
　　正常：成人≦3 mm
　　　　　小児≦5 mm
　　環椎軸椎亜脱臼/脱臼（横靱帯損傷）
　b) 棘突起間の開き
　c) 椎体前縁と軟部組織の間の距離
　　正常：C2〜4 レベルで：成人/小児≦7 mm
　　　　　C6 レベルで：成人≦22 mm，小児≦14 mm

軟部組織の距離の覚え方（大人）：Dr 林の頸椎ルール
　上から A-A→C3→C6
　　　　　3 × 7 = 22 (21) mm
　やや無理があるが，答えは 22 と計算間違いして覚える

NEXUSとCCR

北米では無駄な頸椎 X 線をなくすためのルールがある.

あくまで目の前の患者を見てその適応は決めよう.

NEXUS(National Emergency X-Radiography Utilization Study) Low Risk Criteria
鈍的外傷患者において下記の5つすべてそろえば, 頸椎 X 線は不要. 感度 99.0%, 特異度 12.9%, 陰性的中率 99.9%　　　　　*N Engl J Med* 343: 94-199, 2000.
① 正中後頸部の圧痛なし
② 中毒なし
③ 意識障害なし
④ 神経学的局在所見なし
⑤ 注意をそらすような激痛を伴う他部位(頸以外)の損傷なし

注意:NEXUS スタディでは, 臨床的に重要でない骨折(骨棘の単独剥離骨折, 椎間関節にかからない単独横突起骨折, lamina にかからない単独棘突起骨折, 25%以下の圧迫骨折など)は見逃される. ただし治療方針に影響は与えない.

Canadian C-spine Rule (CCR)　カナダ頸椎ルール

◎高危険因子があるか
- ✓ 65 歳以上
- ✓ 危険な受傷機転¶
- ✓ 四肢に paresthesia
  (チリチリピリピリした痺れ)

Yes →

No ↓

◎低危険因子があるか(首を動かしても大丈夫か)
- ✓ 単純な追突事故※
- ✓ 救急室で座位可能
- ✓ 歩行可能(任意のとき)
- ✓ 遅発性の頸部痛
- ✓ 頸椎正中の圧痛なし

No →

Yes ↓

◎左右 45° 頸を回転可能

No →

Yes ↓

頸椎X線不要

頸椎X線

意識障害, 中毒は含めない

感度 100%, 特異度 42.5%
陰性的中率 100%

¶危険な受傷機転とは;
- 1m(5 段)以上からの転落
- 軸方向の頭部への外力 (ダイビング)
- 自動車事故;100km/時以上のスピードでの事故, 横転, 車から放り出された
- 自転車の衝突

※単純な追突事故といえないのは;
- 前方の交通に押し出された
- バスや大きなトラックによるもの
- 横転
- 高速な場合

JAMA 286: 1841-1848, 2001.
Radiol Med 126: 414-420, 2021.

One Point Advice

頸椎クリアランス

いつネックカラーを外したらいいか?

- 頸椎 CT(頸椎 X 線ではなくなった)と,信頼できる神経所見がとれるか がカギになる
- 信頼する所見がとれ,異常がなければ画像は不要で,頸椎カラーは外し てよい
- 意識障害であっても頸椎 CT が完全に正常なら,頸椎カラーを外してよい (陰性的中率 100%)
- 神経所見があれば頸椎 CT が正常でも MRI が必要

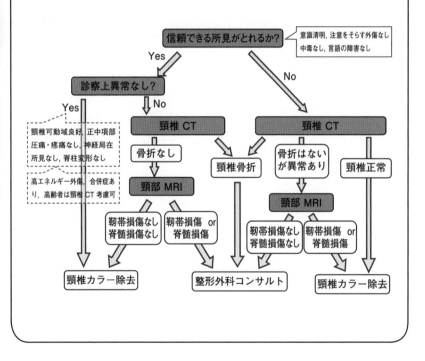

☑ **胸部外傷の致命的損傷を知る**

☑ **胸部外傷の潜在的に遅れて致命的になりうる損傷を知る**

☑ **肋骨骨折は合併損傷を見逃さない（特に肝・脾損傷！）**

【症例】

　35歳男性が交通事故で搬送されてきた. BP 80/60 mmHg, P 100, R 30, BT 35.8℃, S_pO_2 90%. 頭部, 胸部外傷を認めた. 研修医は覚えたての E-FAST を行い,「E-FAST 異常なし！」と伝えた. 呼吸が弱く, 気管挿管がされた. ものの2分もしないうちに, 血圧触知せず, S_pO_2 も測定できなくなった. 上級医が, 患側胸郭の動きがなく, 皮下気腫の出現, 気道内圧上昇を察知し, すぐに胸腔ドレナージを施行して緊張性気胸を解除した.

　研修医:「あれぇ？ E-FAST はイマイチわかりにくかったし, 呼吸音も左右差はなかったんですが……」と答えた.

　上級医:「E-FASTは皮下気腫があったら役に立たないし, 緊張性気胸で呼吸音左右差がわかるのは 1/3 しかないんだぞ！ 危ないところだった……」

1. 外傷治療でチェックする胸部外傷の病態

■Primary survey

最初の2～3分でチェックする.

超致死的胸部外傷

①心タンポナーデ
  cardiac Tamponade
②気道閉塞
  Airway obstruction
③フレイルチェスト（動揺胸郭）
  Flail chest
④緊張性気胸
  tension PTX（pneumothorax）
⑤大量血胸
  massive HTX（hemothorax）
⑥開放性気胸
  open PTX

「タフな3X（TAF 3X）」と覚える

※米国のATLSでは気管・気管支断裂は
超致死的胸部外傷とみなす

■Secondary survey

次の5分でチェックする.

致死的胸部外傷

①肺挫傷
  Pulmonary contusion
②大動脈断裂
  Aortic disruption
③気管・気管支断裂
  Tracheo-bronchial disruption
④鈍的心外傷
  Blunt myocardial injury
⑤食道損傷
  Esophageal rupture
⑥横隔膜ヘルニア
  Diaphragmatic hernia
⑦血胸，気胸
  HTX，PTX

「PAT BED 2X」と覚える

- ■呼吸数＞25，＜12は要注意
- ■すべての外傷患者に100％の酸素を与える（リザーバーバッグ付きマスクでO_2 10～15 L/分）
- ■チアノーゼは遅くなってからしか出ないので注意
- ■頸静脈怒張をみたら，緊張性（血）気胸・心タンポナーデ（稀）を考える．ただし，外傷性出血性ショックがある場合は，上記疾患でも頸静脈怒張をみないことが多い．繰り返し診察することが重要
- ■心電図上波形があるのに，脈が触れない場合
  DDx）出血性ショック！　緊張性気胸，心タンポナーデ
- ■鈍的外傷では開胸心マッサージは適応外である

2. 超致死的胸部外傷：primary surveyで検索するもの

- ●**緊張性気胸**　治療しないと30分で死ぬ
  - ■ショックを伴う気胸．頸部気管の健側への偏位・皮下気腫・患側呼吸音減弱，患側胸郭膨隆・動きなし，頸静脈怒張．バッグ

マスクが固くなる．陽圧人工呼吸直後に悪化（血圧↓，S_pO_2↓）したときは必ず疑う．呼吸音左右差は 1/3 のみ出現．

■Triangle of safety（大胸筋外縁，広背筋前縁，乳首のライン；第 5 肋間の高さで囲まれた三角形）は，胸壁が薄く，成人では胸腔穿刺や胸腔チューブ挿入に適している

■緊張性気胸を疑ったら，すぐ triangle of safety または第 2 肋間鎖骨中線（小児は第一選択）に 18 G サーフロー針を数本刺し（胸腔穿刺），その後ただちに胸腔チューブを乳頭線の高さ（第 4〜5 肋間）で中腋窩線やや前に挿入する．胸腔穿刺をせずに，胸腔チューブ（20-28Fr）を挿入してもよい

■胸部 X 線を撮っている暇はない！　臨床診断で即，行動！

■緊張性気胸では皮下気腫が邪魔して肺エコーは役に立たない

●心タンポナーデ　治療しないと 30 分で死ぬ

■多くは穿通性外傷による（青本リンク Case 68）

■ベックの 3 徴（血圧低下・頸静脈怒張・心音減弱）はあまりあてにならない．3 徴そろうのは稀

■疑ったらエコーで確認し心嚢穿刺を．凝血しない血液が引ける．15〜20 mL で多くは心機能回復

●開放性気胸

■気管支径の 2/3 以上の大きさの穴が胸壁に空いたとき

■応急処置：漏れガーゼの上に油紙を当てて穴をふさぐ．この際，ガーゼの 4 隅のうち 3 隅のみテープで留める

■治療：穴はふさいで，胸腔チューブを別のところから挿入する

●大量血胸

■急速輸液/輸血と同時に胸腔チューブで胸腔を減圧する

■胸腔チューブ挿入時に 1,000 mL の出血または胸腔チューブからの出血が 200 mL/時以上が 3 時間以上続くとき，緊急開胸手術を要する

■胸腔チューブは 32 Fr サイズ以上の太いものを

- ●フレイルチェスト（動揺胸郭）
  - ■隣接する 3 本以上の肋骨が 2 カ所以上で骨折した場合
  - ■合併する肺挫傷や疼痛の管理（除痛！）が重要である
  - ■ SpO_2 低下してたら，気管挿管し PEEP をかける

3. **致死的な胸部外傷：secondary survey で検索するもの**
  - ●肺挫傷
    - ■胸部 X 線ではわかりにくいことが多い．疑いがあり，患者の状態が許せば CT が有用である．ARDS の管理を
  - ●鈍的心外傷（挫傷・破裂）　疑いがあればすぐ専門医にコンサルテーション
    - ■胸骨骨折，急な減速性外傷（衝突事故・転落事故）の場合疑う
    - ■心電図モニターを！　不整脈による急死に注意．心筋酸素のチェック
    - ■心タンポナーデの合併に注意
  - ●外傷性大動脈断裂　専門医により早期に手術を
    - ■90％は現場で死亡．多くは鈍的外傷で，急速減速性外傷に多い
    - ■鎖骨下動脈分岐部直下の所で損傷することが多い

外傷性大動脈断裂を疑うヒント

- ・上縦隔の拡大（8 cm 以上）……できれば座位または立位での評価がよい
- ・第 1，2 肋骨骨折
- ・大動脈弓の消失
- ・左肺尖部 apical cap（➡早期所見として信頼度高い）
- ・大動脈と左肺動脈の間の空間の消失
- ・気管支の圧排所見（主気管支の右方圧排・右気管支の右方圧排・左気管支の下方圧排）
- ・食道の右方圧排（経鼻胃管が右に偏位）
- ・右傍脊椎線（paraspinous interface）の偏位（➡重症）
- ・左血胸

- ■胸部 X 線で上縦隔拡大がなくても安易に否定するな
- ■造影 CT で診断
  - ●気管気管支損傷・断裂
    - ■稀，見逃すと致死的
    - ■2 本の胸腔チューブを挿入しても治らない難治性緊張性気胸や増大する縦隔気腫を見たらこれを疑う．緊急手術

■多くは鈍的外傷で気管分岐部より 2〜3 cm 以内に損傷あり

● **食道損傷**

■穿通性外傷に多い．腹部への鈍的外傷でも起こる

■縦隔気腫（特に左）を見たら本症を疑え

■ガストログラフィンによる造影または食道ファイバーで診断

● **横隔膜ヘルニア**

■まず疑うことが大事．初期にはわからないことが多い

■X 線・CT 所見：

> ・横隔膜挙上 　　　　　・横隔膜の不鮮明化
> ・経鼻胃管が胸腔内に 　・胸水
> ・腹腔臓器の胸腔内迷入は後から出現することが多い
> 　（横隔膜損傷部位が小さくて，胸腔内の陰圧により迷入し
> 　てくる場合）

● **肋骨骨折**

■3 本以上の骨折は入院させる．6 本以上骨折すると内臓損傷合併多い

■重要なのは合併する臓器障害を同定すること！

　①肺挫傷：呼吸機能が悪ければ入院

　②上位肋骨骨折は，大動脈損傷，肺損傷（挫傷・血気胸）および頸椎もチェックすること

　③下位肋骨骨折は必ず腹部臓器の検索をすること

> 右下位肋骨➡肝臓，腎臓　　◀常識として理解すること
> 左下位肋骨➡脾臓，腎臓

■肋骨骨折のみと早合点して患者を帰してはいけない

■Secondary survey では肋骨を一本ずつ丁寧に叩打痛を調べる

■X 線や CT で写らない肋骨骨折もある

■肋骨に沿って丁寧に叩打痛を確認する．ピンポイントに叩打痛のある部位に超音波を当てて，肋骨骨折を診断するのがコツ

■超音波の感度は 89.3％，特異度は 98.4％

■治療は疼痛対策および合併損傷臓器の治療

■バストバンドは今はあまり推奨されない．特に高齢者や喫煙者では呼吸を妨げるので禁忌

肋骨骨折の説明（Dr 寺澤流）
・X線写真では肋骨骨折はわかりにくいんです
・肋骨骨折の有無より内臓損傷の有無が重要で，それは今日調べまして異常なしでした
・症状から骨折が疑われるので，X線写真ではっきりしませんが，あるものとして治療します
・数日以内に目の肥えた専門医に再評価してもらいましょう
・肋骨骨折が数日後にわかっても治療は同じですから心配いりません

●胸骨骨折

■胸骨骨折は大きな外力が加わることが多く，入院を考慮

■心電図モニターをして，経過観察を

■心挫傷の検索を．心挫傷の輸液はしっかりした管理を要するので早めに専門医にコンサルテーションすること

■ピンポイントに叩打痛があれば，超音波で胸骨骨折を検索する

■CT；矢状断を再構築してもらう

裏技伝授

■胸腔チューブ挿入側の患者の上肢を片方だけ挙上（万歳）させる．この姿勢で胸腔チューブをまっすぐ挿入し，上肢を降ろせば，皮膚も降りるので，自然に皮下トンネルができる．

■この際，手技中に患者の上肢が疲れてくるので，包帯か何かで，患者の上肢を挙上した状態で縛っておくとよい．

〔推奨文献〕
1) Saillant NN, et al：Management of severe chest wall trauma. *J Emerg Crit Care Med* **2**：41-49, 2018.
2) Wilkerson RG, et al：Sensitivity of bedside ultrasound and supine anteroposterior chest radiographs for the identification of pneumothorax after blunt trauma. *Acad Emerg Med* **17**：11-17, 2010.
3) Morley EJ, et al：Emergency department evaluation and management of blunt chest and lung trauma（Trauma CME）. *Emerg Med Pract* **18**：1-20, 2016.
4) Dennis BM, et al：Thoracic trauma. *Surg Clin North Am* **97**：1047-1064, 2017.
5) Gilbertson J, et al：Test characteristics of chest ultrasonography for rib fractures following blunt chest trauma：a systematic review and meta-analysis. *Ann Emerg Med* **79**：529-539, 2022.

胸腔チューブの挿入法

①患側の上肢をしっかり挙上する．挿入部は第4〜6肋間，前または中腋窩線．イソジンで広く消毒する．1%キシロカイン約5 mLを注射．壁側胸膜にも浸潤させること．

②肋骨上縁をメスで約2〜3 cmほど切る（肋骨下縁は血管が走るので避けること）．肋間筋を含め，胸腔内に達しない程度にやや深めに切るほうがいい．皮膚切開後肋骨走行をしっかり確認後，肋骨をまな板代わりに肋骨にメスを当てて2 cmほど切ると一気に筋膜が切れるので早い（Dr. 林の『まな板』法）．ペアンで鈍的に剝離する．

③胸膜を貫く際は，下図のように両手でペアンを把持して押しこむ．右手は普通にペアンを持ち，左手はペアンの先が約2〜3 cm出るように持つ．つまり，左手はペアンが急に胸腔内に入り，肺を損傷するのを防ぐストッパーの役目をしている．ポップ音とともに貫く感触がある．そこでペアンを開くと，胸腔内の空気がシューと抜けるので，胸腔内に到達したのがわかる．

④胸腔チューブはなるべく太いものを選ぶ（20〜28 Frサイズ．ただし，気胸だけならもう少し細くてもよい）．

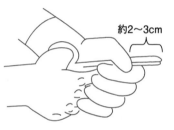

約2〜3cm

⑤肺損傷を避けるため，挿入には内套を使用しないほうが安全である．チューブの先をペアンで把持し，肺尖部に向けて誘導しながら挿入する．

⑥チューブを糸で固定し，吸引器につなぐ．12〜15 cmH$_2$Oで持続吸引．

One Point Advice (青本リンク Case 68)

鋭的外傷のみかた

■乳首より内側で肩甲骨より内側の鋭的外傷は，胸腔内重要臓器の損傷を疑い積極的に検索する

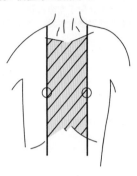
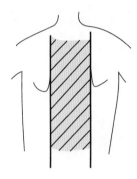

■乳首のラインより下で，肋骨下縁より上の鋭的外傷では，胸腔内臓器損傷のみならず，腹腔内臓器損傷も必ず考慮に入れなければならない．呼気終末には，横隔膜は前は第4肋間まで，後ろは第7肋間まで挙上する

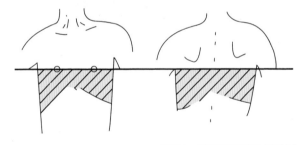

One Point Advice

肺エコー　E-FAST（extended-FAST）

■Primary survey では基本肺エコーは行わない
　・緊張性気胸では皮下気腫が多すぎて，肺エコーは役に立たない
　・例外）気管挿管を要する場合は，小さい気胸を探すために肺エコーを行う．陽圧換気をすることで，小さい気胸が緊張性気胸になってしまうのを早期発見・予防するため
■外傷の肺エコーは基本 secondary survey で行う
■肺エコー（気胸）のポイント
　①胸膜の動き（Lung sliding）を探す
　・高周波（7.5～10 MHz）のリニアプローベを使う

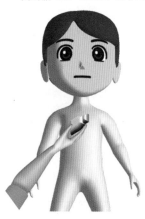

・エコープローベは左右の第2，3肋間の前胸部に縦に当てること（横隔膜は上下に動くから）
・肋骨間の一段下がった胸膜の動きに注目する
・まず健側で胸膜の動きを確認する．患者の意識があれば，深呼吸をしてもらう．気管挿管していれば，タイミングを合わせてバッグを揉んでもらう
・次に患側で胸膜が動いていない（Lung slidingの消失）場合は，気胸があると判断する
・超音波の感度 86-98%，特異度 97-100%と胸部X線（感度 28-75%，特異度 100%）よりはるかにいい

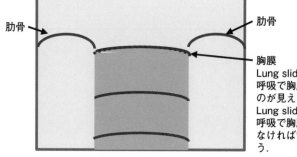

肋骨　　　　　　　　　　　　　　　　　　　肋骨

胸膜
Lung sliding陽性：呼吸で胸膜が動くのが見えればOK.
Lung sliding陰性：呼吸で胸膜が動かなければ気胸を疑う.

180

（つづき）

②胸膜の動きを M-mode で探す

正常：seashore sign　　　　　　　気胸：barcode sign

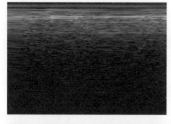
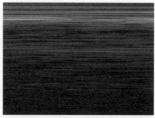

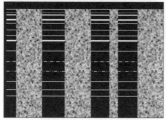

呼吸により肺が動くため，動いているときは砂浜（seashore）のようにみえる.
吸気・呼気の折り返しは，いったん動きが止まるため barcode になる.

気胸の場合は，胸膜も肺実質のエコーも動かないため横に線を引くだけの barcode sign となる.

③胸郭の側壁でどこまで気胸の肺が潰れたか探す（Lung point sign）

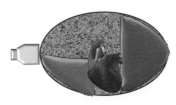
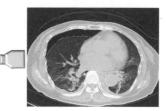

気胸の境界（Lung point）を側胸部で探す.
これを認めたら確実に気胸ありといえる.

40 腹部外傷

- ☑ 重要なのは腹部臓器損傷の存在を知ることであり，正確な診断をつけることではない

- ☑ 下位肋骨骨折では，脾臓，肝臓，腎臓損傷も必ず疑う

- ☑ 遅れて症状の出てくるものが少なくない（小腸・膵臓・十二指腸・脾臓）

- ☑ 意識障害，中毒患者，頭部外傷，高齢者，小児などは腹部所見が乏しいので，積極的に腹部損傷を検索すること

【症例】

　　25歳男性，交通事故で搬送された．来院時FASTおよびCTにて少量の腹腔内出血あり．入院加療となったが，その2時間後，血圧が低下し，頻脈となってきた．FASTを繰り返したところ，腹腔内出血が増大しており，輸血の反応も悪く，緊急手術となった．

　　研修医：「来院時はそんなにたいした出血じゃなかったですよ」

　　上級医：「CTはあくまでもその時点でのスナップショットに過ぎない．経過を追うのが大事なんだよ」

1. 医療面接

　　①過度の減速性外傷（肝臓・脾臓・腎臓）

　　②不適当なシートベルトの着用（腸管損傷・腰椎損傷）

　　③体幹の穿通創

　　④腹部をはさんで上下に外傷がある場合は，間に存在する腹部も
　　　何かしら外傷があるに違いないと疑え

　＊重要なのは腹部臓器損傷の存在を知ることであり，正確な診断を
　　つけることではない．

　　（青本リンク Case 67）

2. 身体診察

■20%は最初の診察で異常所見なし

■直腸診を選択的にすること；血液（腸管損傷），肛門括約筋緊張度
（脊髄損傷）

■シートベルト痕があれば臓器損傷を疑え．1/3 に重症損傷合併

3. 救急外来での対処

■まず外傷二次救命処置に従って治療

■腹部外傷で考えなければならないのは，

　　①出血の有無．部位と量・スピード

　　②腹膜炎（管腔臓器の損傷）

　　③腸閉塞（麻痺性・機械性）

■胃管の挿入（経鼻・経口）：

　　①大きな顔面損傷や頭蓋底骨折を疑う場合は経鼻からの挿入は禁忌

　　②胃内容物の除去；誤嚥の予防，急性胃拡張の予防

■Foley catheter（膀胱カテーテル）の適応は，50 章 p.259「外傷二
次救命処置」参照

■以下の患者は腹部の所見がとりにくい．腹部刺激症状がなくても
腹部エコー・CT など積極的に検索すること

> ・意識障害，頭部外傷，中毒患者
> ・脊髄損傷
> ・腹部以外に大きな疼痛を伴う外傷（骨折など）がある場合
> ・高齢者，小児，妊婦

■鋭的腹部外傷の場合，銃創なら 95％に重大な実質臓器損傷を伴うので積極的に開腹手術を．刺創なら選択的手術を（緊急手術になる頻度は 50％以下）

■開腹適応：

> 腹腔内出血＞1,000 mL またはコントロールできない持続する出血
> 腹膜刺激症状，バイタルサイン不安定
> Free air（腹腔内遊離ガス）

■大量腹腔内出血では大動脈遮断バルーンを考慮

4. 検査

■腹部エコー（FAST）：来院直後正常でも，症状が続くときは繰り返す．受傷後 4 時間までの腹部エコーフォローアップで，多くの遅発性腹腔内出血は見つけられる（36 章 p.153「画像診断」参照）

■FAST の pitfalls：出血量が少ない場合，Morrison 窩より肝臓先端に出血を認める．出血が多いと凝血塊になり，エコーでは白く見えるので，プローベを圧迫・解除して血液が流れるのを確認する

■CT：全身状態の安定している患者にのみ適応あり．造影 CT が基本（エンハンスメントなしでは肝臓損傷を見逃す）

■Lethal triad があったら，damage control surgery でひとまず ICU で全身管理を優先する

Lethal triad の ABC

Acidosis	アシドーシス　pH 7.2
BT↓	低体温 BT＜34℃では死亡率×3 倍
Coagulopathy	凝固異常 INR＞1.5

5. 鑑別診断

●脾臓損傷

■腹部外傷に伴う腹腔内出血の原因で一番多い

■左下位肋骨骨折を見たら必ず疑え

■遅発性再出血することがあり，注意を要する

■腹膜刺激症状はほぼ半分にみられない（血液はそれほど強く腹膜を刺激しないから）

■バイタルサインが安定していれば，エコー，CT，Ht などで厳重に経過観察し，保存的に加療する

■非手術療法は必ず上級医とともに行うべし
単独脾臓損傷＋輸血 4 単位まででバイタル安定＋いつでも手術ができる……という条件がそろったうえで，厳重監視をしなければならない

■TAE，手術

● **肝臓損傷**

■X 線で右下位肋骨骨折・肝辺縁不鮮明化を見たら疑え．エコー，CT を

■肝酵素の上昇，特に ALT

■中心性破裂では遅れて ALP が上昇してくる

■全身状態が安定していれば，厳重な監視のもと保存的治療

■TAE，手術

■輸血しても不安定な重症肝損傷は damage control！ 一期的治療（葉切除）では死亡率↑

● **膵臓損傷**（青本リンク Case 67）

■後腹膜臓器なので症状が遅れて出てくる

■アミラーゼ，リパーゼをチェック．CT が有用

■30～35％で血清アミラーゼ正常

● **腎臓損傷**

■疑うカギ：側腹部への直接外傷，後部下位肋骨骨折，横突起骨折

■肉眼的血尿➡腹部エコー，造影 CT

■造影 CT 直後，KUB を撮るとよい

■腎損傷の多くは保存的加療可
手術適応は，gerota の筋膜損傷（巨大血腫），腎破裂，尿漏，腎茎部損傷，血栓性腎動脈閉塞症（稀）

■腎茎部損傷や腎動脈血栓症では血尿がないか，ショックのわりに軽度の血尿なので注意

- **●大腸損傷**
  - ■早期より腹膜刺激症状出現．free air がなくても，診断は否定できない！
  - ■大腸損傷は重篤な敗血症になることが多く，早期開腹を要する．早期より抗生物質を投与
  - ■直腸診を忘れない
- **●小腸損傷**
  - ■腹部だけのシートベルトによるものも多い
  - ■**症状発現が遅い**(5〜6時間)．腹腔内遊離ガスの発現頻度が低い．初診時に見逃されやすい
  - ■試験的腹腔洗浄が最も鋭敏な検査．CT フォローアップ
- **●十二指腸損傷**
  - 〈十二指腸壁内血腫〉handle bar injury
  - ■**受傷後遅れて（2〜3日後）嘔吐をする場合は本症を疑う**
  - ■ガストログラフイン® で造影する．Coil spring sign（コイルバネサイン）
  - ■多くは保存的に加療可能（p.182 の提示症例参照）
  - 〈十二指腸断裂〉
  - ■後腹膜の気腫（右腎周囲や腸腰筋沿い）を見る場合は本症を疑う
- **●腸間膜損傷**
  - ■**出血のスピードがゆっくりのことが多く，初診で見逃されやすい**
  - ■腸閉塞・腸壊死を起こすことがある
  - ■造影 CT で血管外漏出像，偽性動脈瘤，腸間膜内ガス像を見逃さない

御触書

遅れて症状の出てくる腹部外傷

出血 ─┬─①脾臓損傷（遅発性再出血）
　　　└─②腸間膜損傷

腹膜炎 ─┬─③小腸損傷
　　　　└─④膵臓，胆道損傷

通過障害 ─⑤十二指腸壁内血腫

（青本リンク Case 67）

〔推奨文献〕

1) Diercks DB, et al：Clinical policy: critical issues in the evaluation of adult patients presenting to the emergency department with acute blunt abdominal trauma. *Ann Emerg Med* **57**：387-404, 2011.

Bouzat P, et al：Early management of severe abdominal trauma. *Anaesth Crit Care Pain Med* **39**：269-277, 2020.

One Point Advice

E-FAST（Extended Focused Assessment with Sonography for Trauma）

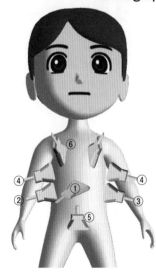

①心窩部；心嚢液貯留，下大静脈
　心窩部で見えなければ，第4肋間胸骨左縁から観察する．ついでに下大静脈も観察する（虚脱していたら低循環性ショックを疑う）．下大静脈は剣状突起右縁から見ると見やすいことがある．

②Morrison窩；腹腔出血
　出血が少ないときは肝辺縁に出血を認める．出血が多い場合，凝血塊は白く見える．肝前面にまで出血を認めたら，1cmで1L，2cmで2Lの出血を予想する

③脾臓周囲；腹腔出血
　脾臓の背側から血液が貯留するので，しっかりプローベをスイングして背側を探す

（つづき）

④左右胸腔；胸腔出血

　胸腔のエコーフリースペースはあまり当てにならないので時間をかけない．Spinal line（脊椎前縁）が胸腔背側にまで伸びて見えたら，胸腔出血を強く疑う

⑤膀胱周囲；腹腔出血

　プローベを圧迫解除を繰り返し，血液が流れてこないか確認する

⑥肺エコー；気胸

　高周波リニアプローブで胸膜の動き（Lung sliding）を確認する．Lung slidingの消失は，左右差を比較するとわかりやすい．肺エコーは基本 secondary survey で行う．例外的に気胸を疑い，気管挿管を要する場合は primary survey で肺エコーを行う．低周波プローブで部分的に B ラインを認めたら，外傷では肺挫傷を疑う

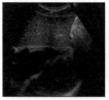

心嚢：正常

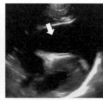

心嚢液貯留

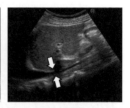

IVC：虚脱

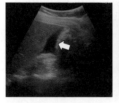

Morrison 窩：出血あり

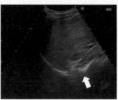

Spinal line：正常
脊椎前縁のラインは肺の
空気のため胸腔の高さで
は見えないのが正常．

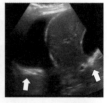

Spinal line：胸腔出血
胸腔出血のため脊椎
前縁ラインが胸腔の
高さでも見える．

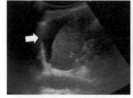

脾臓周囲：出血あり

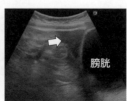

膀胱周囲：出血あり

41 骨盤骨折

- ☑ 不安定型骨盤骨折は大量出血しやすいので注意！ 早期輸血，早期止血（TAE，創外固定）

- ☑ 尿道損傷の有無を調べないで，安易に膀胱カテーテルを挿入しない

- ☑ 骨盤骨折を見たら，直腸診，会陰部の診察も忘れない

【症例】

70歳男性．交通事故で搬送された．血圧80/60 mmHg，脈100/分，呼吸20/分，体温36.5℃，S_pO_2 97%であった．不安定骨盤骨折を認め，輸血をしたところ血圧110/70 mmHg，脈80/分とすぐに安定した．真夜中でもあり，このまま輸血をしてまず入院し，朝一番にTAEを行おうということになった．

明け方になって緊急コールが鳴り，患者がひどいショックになってしまった．真夜中のうちにTAEしておけばよかった……．

1. 身体診察

■Primary survey で，循環動態不安定，意識障害，高リスク受傷機転では骨盤 X 線正面を優先する．骨盤動揺性検査は出血を助長するため，してはいけない

■診察法：骨盤 X 線で明らかな骨折がないときに secondary survey で触診する

①恥骨結合の圧痛の有無

②腸骨翼を内側や外側に押さえ，さらに上下（頭-尾方向）のずれも調べ，不安定性や疼痛の有無を調べる．骨盤全体を慎重に触診，視診する

③仙腸関節の圧痛も調べる

④以下の場合は開放骨折を疑う

骨盤周囲や会陰部の開放創，直腸診や内診で外出血あり

⑤尿道出血や会陰部の血腫/外傷を見たら，尿道損傷および骨盤骨折も疑う．もちろん，この場合，尿道造影をしないうちは膀胱カテーテルは禁忌である（p.189 の提示症例参照）

⑥安定骨折の場合は，歩行可能なことがある．歩行可能だからといって，骨折がないと思ってはいけない

■疑わしければ骨盤 CT を追加する

■骨盤骨折患者の背面観察は Flat lift 法で行う

■合併症の検索：

①合併する多発外傷に対応する

骨盤骨折を見たら，脊椎，大腿骨頸部，膝，下腿も骨折がないか調べる

②直腸壁，神経損傷，尿路系損傷，横隔膜損傷，腹部外傷も合併しやすい

2. 救急外来での対処

■A & B（気道＆呼吸）：出血性ショックの場合 100％酸素を投与

■C（循環）：輸液の仕方は 50 章 p.252「外傷二次救命処置」参照

下肢から輸液するな！

骨盤骨折の 60％は出血性ショックになる！

以下の場合は要注意；大量出血しやすい

> ・高齢者
> ・不安定型骨盤骨折（骨盤環の2カ所での骨折）
> ・開放性骨盤骨折
> ・凝固能異常など

■大量出血に対する治療；上級医の指示に従うこと
　①選択的内腸骨動脈塞栓療法：TAE
　②創外固定：オープンブック骨折や骨盤骨折が大きく転位している例に
　③骨盤ベルト：サムスリングⅡ，T-POD，ペルビッキーなどを大転子の高さで装着する，またはシーツラッピング法
　④大動脈遮断バルーン

3. 検査
■骨盤正面X線のチェック項目：

> ・骨盤の左右対称性をチェック
> ・恥骨結合の離開の有無
> ・骨盤環の1カ所が折れていたら対側も折れていると思ってチェック
> ・坐骨，寛骨臼のチェック
> ・L5横突起骨折転位の有無
> ・疑わしければ，CTを

■大出血を予想する骨盤骨折のポイント
　①仙腸関節開大>1 cm，②恥骨結合開大>2.5 cm，③重篤骨折：Malgaigne/open book/Bucket handle，④Cryer's criterion：5 mm以上のずれを伴う骨盤骨折
■重度骨盤骨折では腹部臓器損傷合併も多く，必ず腹部〜骨盤CT（単純＋造影）を撮影すること．通常は外傷Pan-scan CTを施行
■CTの適応
　後方骨盤環骨折疑い，骨盤内臓器損傷疑い，手術前評価
　バイタルサインが不安定な場合はCTの適応はない

●不安定型骨盤骨折
■骨盤環の2カ所での骨折があり，大量出血と尿路損傷をマーク．後方骨盤環骨折（特に1cm以上の仙腸関節離開）は大量出血になりやすい
■オープンブック骨折は後方骨盤環骨折も伴い大出血をきたす
■骨折の型にかかわらず，早期に骨盤ベルトを装着する
■早期輸血，TAE（放射線科）と創外固定（整形外科），膀胱前パッキングを行う
■60歳以上の不安定骨盤骨折はバイタルサインが安定していても，ただちにTAEを行う
■大量腹腔内出血を伴う場合は腹部手術を優先する
■出血がコントロールできない場合は大動脈遮断バルーン考慮

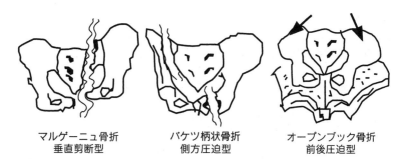

マルゲーニュ骨折　　　バケツ柄状骨折　　　オープンブック骨折
垂直剪断型　　　　　　側方圧迫型　　　　　前後圧迫型

●安定型骨盤骨折
■大量出血よりも膀胱・尿道損傷チェック
■恥・坐骨骨折では仙骨骨折の合併を見逃さない

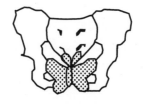

バタフライ/ストラドル骨折
（両側恥骨弓骨折）

■尿道損傷を疑う場合は，逆行性膀胱尿道造影を．肉眼的血尿には全例施行．普通に撮影後，造影剤を排尿させてもう一度撮影

〔推奨文献〕
1) Skitch S, et al：Acute management of the traumatically injured pelvis. *Emerg Med Clin North Am* **36**：161-179, 2018.
2) Incagnoli P, et al：Early management of severe pelvic injury (first 24 hours). *Anaesth Crit Care Pain Med* **38**：199-207, 2019.

☑ 骨折では Perfusion（循環）/Alignment（配列）/ Function（機能）を調べる

☑ 骨折の近くに裂創・挫創がある場合はすべて開放骨折とみなせ

☑ 急性期の打撲・捻挫の治療は RICE が基本

R：Rest（安静），I：Icing（冷却），C：Compression（圧迫），E：Elevation（挙上）

【症例】

　82 歳女性がトイレで転倒し，背中が痛いと訴え，かかりつけ医より紹介されて来院した．研修医は脊柱の叩打痛を確認し，画像で圧迫骨折を認め，整形外科にコンサルトし，入院させた．倒れた理由を聞くと，足に力が入らなくなったと言うが，神経所見も異常がなく，頭部 CT も異常を認めなかったので，そのまま経過観察とした．

　入院後，やはりつらいということで当直医が呼ばれた．全身倦怠，息切れを訴え，ECG では，II，III，aVF で著明な ST 上昇を認め，緊急 PCI をすることになった．

1. 医療面接

■外傷の原因を必ず聴くこと．必ずけが（転落，熱傷，溺水）をした理由も追求すべし！　けがより恐い急病が見つかることあり．失神，心筋梗塞，感染症，薬剤，慢性硬膜下血腫，電解質異常はマークせよ

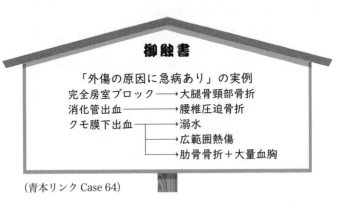

（青本リンク Case 64）

2. 身体診察

■必ず外傷側の四肢と健側の四肢を比較すること！

■変形，疼痛，圧痛，叩打痛，介達痛，腫脹のチェック

■骨折部位はピンポイントの範囲で軽く叩いてもかなり痛む．丁寧な打診が大事

■頭部外傷患者，アルコール/薬剤使用患者は，どこが痛いか教えてくれない！

■骨折では PAF のチェック

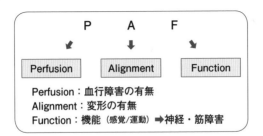

■次の場合は他動的に動かすな！
　①明らかな骨折/転位
　②患者が自動的に動かすのを拒否したとき
■開放骨折は専門医に任せる．骨髄炎は本当に恐い合併症であることを知れ！
■**骨折の近くに裂創/挫創がある場合は，すべて開放骨折とみなせ！**
■生命を脅かす四肢外傷／四肢の存続を脅かす四肢外傷は：

生命を脅かす四肢外傷	四肢の存続を脅かす四肢外傷
四肢断裂 汚染の強い長管骨の多発骨折 躯幹の crush injury	肘/膝より近位の血管障害 四肢の crush injury コンパートメント症候群 膝/股関節の脱臼 肘/膝の骨折 神経/血管障害を伴う骨折 開放骨折

■一般に四肢骨折を見たら；上下の関節，骨も調べる
■2 カ所の外傷を見たら；その間もやられていると思って，損傷を検索すること

3．救急外来での対処

■出血推定量：上腕骨骨折 500 cc，大腿骨骨折 1,000 cc，肋骨 100 cc，重度骨盤骨折 2,000〜2,500 cc，下腿骨骨折 500 cc 出血しうる
■Perfusion（血行）/Alignment（曲がり具合）/Function（機能）をチェック．異常があれば専門医に任せる

●骨折

■X 線だけに頼っていると，見逃す．CT も見えない骨折がある
　身体所見がもっとも大事で，おろそかにしてはいけない
　症状や診察から疑わしいものは，あるものとしてシーネ固定し，翌日整形外科にコンサルテーションする
＊大腿骨近位部骨折，肋骨骨折，骨盤骨折，手舟状骨骨折，脊椎圧迫骨折などは X 線，CT でも見逃すことが多い

（青本リンク Case 70）

■骨折が関節面にかかっているときは，即，整形外科にコンサルテーション

■開放骨折

> ・感染予防　8時間が勝負
> ・汚染物質の除去
> ・抗生物質（cefazolin），破傷風予防，細菌培養もとること

■コンパートメント症候群の説明をする．痺れや痛みの増強などが出現したら，すぐ救急室に戻ってきてもらう

■シーネ固定，オルソグラス固定；自然肢位を知っておくべし

●脱臼

■脱臼は，神経，血管の障害が強いのでなるべく早く整復する

●捻挫・打撲

■治療の基本は，RICE！

> **RICE**
> Rest：安静
> Icing：冷却
> Compression：圧迫
> Elevation：挙上

●即，整形外科医を呼ぶべきもの

> ・関節の骨折，または関節に及ぶ骨折
> ・開放骨折
> ・脱臼
> ・骨折の転位が激しい，血行/神経障害を伴う骨折
> ・骨盤骨折：特に出血を伴うものは救急
> ・関節の感染症
> ・コンパートメント症候群
> ・手術を要する大きな骨折
> 　例：大腿骨頸部骨折，上腕骨顆上骨折，脊椎損傷

4. 検査

■X線

・左右差を比較するのが見逃さないコツ

・骨折は少なくとも2方向は撮影して判定すること

・斜位撮影も有用

■エコー

・骨折診断でもエコーは有用

・特に肋骨骨折や上腕骨顆上骨折の診断に有用

5. エッセンシャルズ

●肩関節脱臼

- ■上級医を呼んで早期に整復する
- ■肩甲骨回旋法（肩甲骨下端を内側に回す）＋上肢牽引＋肩関節内キシロカイン注20 mLでバッチリ．超音波下の肩甲上神経ブロックも有用
- ■上肢に重りをつけて垂らしておくだけでもOK（時間はかかる）
- ■ほとんど前方脱臼．X線は正面とスカプラY撮影を
- ■整復後はデゾー固定3週間

●肩鎖関節脱臼

- ■鎖骨の突出が顕著となる
- ■両方の手に錘りを持たせて，両肩関節が入るように，正面X線を撮るとわかりやすい
- ■コンサルテーションは翌日でよい

●大腿骨近位部骨折➡整形外科コンサルテーション

- ■自力歩行可能で，X線撮影でも見逃されるものあり！
  - X線，CTにも写らない骨折もある（骨挫傷）
- ■X線やCTで骨折検索．大腿骨の内旋・外旋が痛ければ，骨折があるものとみなして上級医コンサルト
- ■正面は骨盤股関節撮影を指示して，1枚で左右を比較する
- ■転子部骨折の場合は，かなり出血するので十分な輸液が必要．脂肪塞栓も要注意．抗血栓薬内服していればモニターつけろ
- ■下肢静脈塞栓症・肺塞栓の合併症に注意

●膝の外傷

- ■膝蓋骨骨折を疑ったら膝蓋骨軸写（skyline view）を指示
- ■膝関節内血腫はエコーで確認を
- ■X線写真で骨折がはっきりしなくても，関節穿刺し関節内血腫や脂肪滴の存在はなんらかの関節構成体の損傷を意味する．シーネ固定し翌日コンサルテーションでよい

●踵骨骨折

- ■疑ったら踵骨軸写も指示する

■脊椎にも骨折があることがある

■必ず Böhler 角をチェックせよ（20〜40° 正常）

■大きな転位や足関節脱臼がなければ翌日コンサルテーションでよい

●手舟状骨骨折

■25％は骨折が X 線で写らない．CT も考慮

■無腐性壊死のリスクあり，怖い骨折と知れ．転位あれば整形外科コンサルト

■タバコツボの圧痛，母指長軸方向ストレスで疼痛↑，舟状骨結節圧痛のどれかあれば，母指固定（spica splint）し，翌日整形外科コンサルテーション

●手指切断

■切断指；室温で 4〜6 時間，冷却で 18 時間以内なら再接着可能

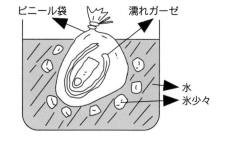

ビニール袋　　濡れガーゼ

水
氷少々

■決して切断指を冷凍するな．ドライアイスもダメ！

■直接，水や氷の中に入れるな！

■切断指の運び方；切断指を生理食塩水で洗浄し，軽く濡れたガーゼで包み，ビニール袋に入れ密封する．それをさらに氷水の容器に入れる

●爪下血腫

かなり痛い！

放置してはいけない

■ペーパークリップを伸ばし，アルコールランプで熱し，爪に孔を空け，血腫を除去する

■局所麻酔不要．爪床を損傷しないように注意

■18 G の針では大きな穴が開かないのでダメ

┌───┐
│ **知らぬは打ち首獄門の刑なり！** │
├───┤
│ 外傷患者に処方される鎮痛剤で消化性潰瘍増悪➡消化管出血あり │
│ 危険な患者を察知すべし！ │
│ 消化性潰瘍の既往，肝硬変，腎不全，糖尿病，ステロイド内服中 │
└───┘

御触書

打撲？　捻挫？　骨折？　の際の説明
救急室での最初のＸ線撮影では骨折がわからない場合が
少なくない．骨折の見逃し自体が医療過誤ではない，骨
折の可能性が完全に否定できていないことを説明し，再
評価に受診していただく必要性の説明が不十分だったこ
とが医療過誤となる．

（青本リンク Case 70）

〔推奨文献〕
1) Sayal A：Emergency medicine orthopedic assessment：pearls and pitfalls. *Emerg Med Clin North Am* **38**：1-13, 2020.
2) Davenport M, et al：Knee and leg injuries. *Emerg Med Clin North Am* **38**：143-165, 2020.

One Point Advice

オタワ足・足関節ルール
（Ottawa ankle & Midfoot rule）

足・足関節捻挫の患者で，以下の場合にはX線写真を指示する．すると，骨折の見逃しなく，かつ無駄なX線検査のしすぎを避けることができる．ただし，靱帯損傷でもギプスは巻くので，X線が不要といっても固定が不要というわけではない．感度99.4%，特異度35.3%

①足関節X線（正面・側面）は以下のいずれかがあればオーダーする
 1）外果（腓骨）先端より6cmまでの後方に圧痛がある場合
 2）内果（脛骨）先端より6cmまでの後方に圧痛がある場合
 3）受傷直後および来院時に患肢で荷重できない場合
②足部X線（正面・斜位）は以下のいずれかがあればオーダーする
 1）第5中足骨基部に圧痛がある場合
 2）舟状骨に圧痛がある場合
 3）受傷直後および来院時に患肢で荷重できない場合

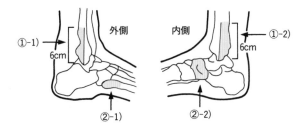

〔推奨文献〕
1) Beckenkamp PR, et al：Diagnostic accuracy of the Ottawa ankle and midfoot rules：a systematic review with meta-analysis. *Br J Sports Med* **51**：504-510, 2017.

One Point Advice

オタワ膝ルール（Ottawa knee rule）

　急性鈍的膝外傷において，下記5項目のうち1つでもあれば，膝関節X線検査（正面，側面，膝蓋骨軸写 skyline）を要する．臨床上重要な骨折は見逃さない！　感度99%，特異度49%．5mm 未満の小さい剝離骨折は見逃すことがあるので注意．

　①55歳以上
　②腓骨骨頭に圧痛
　③単独の膝蓋骨圧痛（ほかの部位に
　　圧痛がないこと）
　④膝を90度曲げられない
　⑤受傷時および救急室で4歩以上
　　加重歩行不能

除外項目
18歳未満，意識障害，妊婦，同日再診，対麻痺，多発外傷など

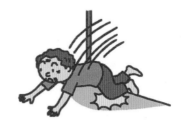

〔推奨文献〕

Sims JI, et al：Diagnostic accuracy of the Ottawa knee rule in adult acute knee injuries：a systematic review and meta-analysis. *Eur Radiol*　30：4438-4446, 2020.

43 コンパートメント症候群

☑ コンパートメント症候群で脈を触れるのは普通

☑ 血行障害はかなり晩期のサインである！ 脈が触れなかったり，蒼白になっていたら，むしろ直接の血管障害を考える

☑ 全周性の熱傷を見たら，コンパートメント症候群を疑う

☑ 合併する Rhabdomyolysis（横紋筋融解症）に注意

【症例】

深夜に 40 歳男性が，本日下腿にギプスを巻いた足が痛いと来院した．ギプス先の足趾の色は良好で痺れも特に認めなかった．患者は痛み止めを飲んだが効かなかったという．

研修医は特に問題がないのにと思い，しぶしぶ上級医を起こしてコンサルトをした．上級医が起きてくるころには，患者は冷や汗を出して痛がっていた．尋常じゃない痛がり方を見て，すぐにギプスにカットが入れられた．ギプスを開いたとたん，「あぁ～，楽になった」と嘘のように患者の顔色はよくなった．このまま帰していたら……汗

1. **問診チェック**

   ■まず疑うことが大事

   　内圧が上がることによって，筋肉，神経，血行が障害される

   ■コンパートメント症候群の危険因子：

1) 骨折	5) 全周性のⅢ度熱傷/凍傷
2) ギプス／MAST ショックパンツ	6) 合併する凝固能異常
3) 血管障害	7) 過度の運動
4) 熱傷	

   ■下肢（脛骨骨折），前腕（橈骨遠位端骨折）の頻度が高い

2. **身体所見**

   ■筋肉内組織圧の上昇が特徴である．組織圧＞30～40 mmHg（正常圧は成人 8～10 mmHg，小児 10～15 mmHg）．

   ①疼痛

   ・筋肉を伸ばして痛ければ，要注意

   ☆腫脹や外傷の程度につり合わず，強い疼痛を訴える場合はコンパートメント症候群を考える．痛み止めは効かない

   ・末期には神経鈍麻のため，むしろ疼痛を誘発しにくい

   ②患肢の痺れ；神経がもっとも敏感に傷害される＜30 分

   ・早期のサインである．痺れ（paresthesia）➡感覚低下➡感覚鈍麻

   ③患肢の筋力低下，麻痺；＜2～4 時間以内に発症

   ・筋力低下は損傷によるものか，コンパートメント症候群によるものか鑑別困難．筋肉の麻痺は晩期の症状

   ④患肢の緊満腫脹；＜3 時間

   ・腫脹が唯一客観的所見であることがある

   ・経時的に患肢の周囲径を測定すること

   ⑤血行障害はかなり晩期のサインである！

   ・コンパートメント症候群で脈を触れるのは普通

   ・コンパートメント症候群ではほとんど蒼白（pallor）にはならない．

   ⑥12 時間経過すると拘縮となる

御触書

・脈が触れない
蒼白である
}なら，{動脈損傷
(Primary lesion)
もともと動脈閉塞性
疾患の存在}を考える

・脈が触れたり，爪の色がよいからといって，治療を遅らせるな！
末期でなければコンパートメント症候群でも脈はけっこう触れる！

■血行障害をあらわす 5P は，かなりの虚血症状で，晩期にならないと出現しない

・Pain（疼痛），Pallor（蒼白），Pulselessness（脈拍触知不能），Paresthesia（痺れ），Paralysis（麻痺）

・5P がすべて出現する以前に同定して，治療しないといけない！

・5P のうち 1 つ以上が出現すれば，コンパートメント症候群を疑う

・痺れ（Paresthesia）がもっとも早期のサインである！

3. 対処／対応

■障害肢の挙上

■ギプスなど締めつけるものがあれば，すぐに外す．疑わしければ外すこと！

■筋膜切開（組織圧＞45 mmHg）．なるべく早急に．専門医に任せる

■横紋筋融解によるミオグロビン尿：4 時間以内に発症
〈対処〉
①生理食塩水 20 cc/kg を急速輸液後，尿量＞2〜3 cc/kg/時に保つ輸液（10 L/日以上の輸液になることもある）

②重曹 100 mEq 点滴静注
③Furosemide（ラシックス®）40 mg 静注
④Mannitol 25 g 点滴静注
}臨床証拠は希薄

4. 検査

■横紋筋融解症（Rhabdomyolysis）

CPK↑（筋肉損傷として感受性が高い），AST↑，LDH↑，Ca↓（早期のサイン），血中K↑（危険な徴候），ミオグロビン尿症，BUN↑，Cr↑

5. 疾患

■フォルクマン拘縮：

・上腕骨顆上骨折，前腕骨折/挫滅で起こる

・前腕コンパートメントになるので重要

■下肢のコンパートメント症候群：

①Anterior（頻度高い）：前脛骨筋，長母趾伸筋，長趾伸筋の伸展で疼痛誘発，また筋力低下あり

②Lateral：足背外側に痺れ，足の内転で疼痛誘発

③Posterior（deep/superficial）：足底の痺れ，母趾の伸展でふくらはぎに疼痛誘発

御触書

アルコール依存症で長時間昏睡のため，一肢が長時間圧迫されたときもコンパートメント症候群が起きる（32章 p.140 参照）。

〔推奨文献〕
1) Bond MC, et al：Risk management and avoiding legal pitfalls in the emergency treatment of high-risk orthopedic injuries. *Emerg Med Clin North Am* **38**：193-206, 2020.
2) Long B, et al：Evaluation and management of acute compartment syndrome in the emergency department. *J Emerg Med* **56**：386-397, 2019.

One Point Advice

クラッシュ症候群

■建物の下敷きに長時間……筋肉の挫滅による
■体表の外傷は一見わからないことも
■四肢の痺れ・麻痺，ミオグロビン尿
■救出後，急に悪化！　高 K 血症 (不整脈)，腎不全 (横紋筋融解症)

〔推奨文献〕

1) Schmidt AH：Acute compartment syndrome. *Orthop Clin North Am* **47**：517-525, 2016.

2) Long B, et al：Evaluation and management of acute compartment syndrome in the emergency department. *J Emerg Med* **56**：386-397, 2019.

44 小児外傷

☑ 小児は肋骨骨折せずに，内臓損傷（肺挫傷など）を起こす

☑ 小児の脾臓損傷では，なるべく脾臓を温存する

☑ 子どもの骨折の特徴を理解する．若木骨折（Greenstick fracture），Growing skull fracture，Buckle fracture，骨端線付近の損傷など

☑ 小児虐待症候群を見分けられるようになる

【症例】

　　生後3カ月女児のお乳の飲みがよくないと夜中救急室へ連れてこられた．身体所見では明らかな異常は認められないものの，どうも元気がない．頭部CTを撮影したところ，小さな硬膜下血腫と脳挫傷を認めた．「そういえば，昼に洗濯物を干していたときに，ちょっと洗濯機の上に患児を置いたら寝返りをして落ちたときに頭をぶつけたのかも」と言われた．とても心配そうにする若い母親を横目に，救急医は全身X線サーベイを行った．肋骨後方の複数の陳旧性骨折を認めた．「それは，内縁の夫がよく高い高いをするから，そのときだろう」との説明だった．小児虐待を強く疑い，患児を緊急入院させ，児童相談所にただちに連絡した．

1. エッセンシャルズ

●小児外傷の特徴

■骨がしなりやすい（折れにくい）

➡若木骨折（一部の骨皮質のみの骨折），Buckle fracture

➡骨折より内臓損傷が多い（例；肋骨骨折がないのに，肺挫傷，肝損傷などが起こる）

■骨端線が閉鎖していない➡外傷により，骨成長が障害される可能性あり

■体表面積の比率が広い➡低体温になりやすい

2. 救急外来での対処

■基本的に外傷の ABC は大人と同じである（50 章 p.252「外傷二次救命処置」参照）

■小児は血圧低下は晩期症状

蒼白＋頻脈なら積極的に加療を

■A & B（気道＆呼吸）

①乳児では頭部後屈しすぎると，むしろ気道が閉塞する

②経口エアウェイは挿入時に口内で反転させない（大人は反転させる）

③緊急気管挿管は名人が行う．気管挿管時は肩枕（タオル）を入れて，胸骨と外耳孔の高さを同じにすべし

■C（循環）

①バイタルサインの正常値を知る

	脈	血圧	呼吸数	血液量（mL/kg）
乳児	160	80	40	80
幼児	140	90	30	75
学童	120	100	20	70

収縮期血圧の下限
これを下回ったらショック！

BPs＝2×年齢＋70

※10 歳まで

②外傷蘇生の輸液法

・初期輸液 20 mL/kg をボーラス投与して反応を見る．すみやかに循環が安定しなければ，早期輸血（濃厚赤血球；凍結血漿；血小板）を行う．濃厚赤血球 10〜20 mL/kg，凍結血漿 10〜20 mL/kg を入れ，反応を見ながら適宜追加する．早期に止血

術につなぐこと

・血圧は permissive hypotension を容認する

③輸液路

90 秒以内に輸液路がとれない，2 回穿刺失敗なら，骨髄輸液を
考慮．5 歳以下なら脛骨粗面より 1～2 cm 遠位内側の平らなと
ころで．5 歳以上なら遠位脛骨内果上 2 cm の平らなところで．
7 歳以上なら，上腕骨外科頸の 1 cm 上の上腕骨結節で．EZ-IO®
で骨髄輸液路確保

④必ず低体温の予防を！　子どもは低体温になりやすい

■小児は血圧が落ちる前に積極的に加療を

3. 検査

■X 線は左右差を比較する．患肢のみならず健側も X 線のオーダー
をすること

■正常な骨は，なだらかな辺縁である．小さな段差や急な角度の変
化を見逃さない

■軟部組織の腫脹が唯一のサインであることがある(肘の fat pad sign
など)

■CT をうまく活用すべし

4. 各論

●頭部外傷

■ふつう頭部外傷からはショックにならないが，乳児では頭皮外
傷から出血性ショックになりうる．(青本リンク Case 65)

■18 カ月以下では泉門が開き，縫合が緩いので，脳圧亢進により
耐える

■小児では，頭部外傷の後に嘔吐するのはよくある．PECARN
ルールで CT 適応を考慮する

■小児では，意識清明期/遅発性の神経症状の悪化は大人より多い

●頸椎X線の読みかた

■第 2，3 頸椎偽脱臼；8 歳以下でみられる．正常の亜型
頸椎側面像で，椎体前面をつなぐラインで C2 が C3 より前に
転位しているように見える．各棘突起や lamina をつなぐライ

ンにずれがないので正常とわかる

■椎体前が楔形になっている；3〜6歳以下にみられる．楔状圧迫骨折と間違えない

■C2の歯突起基部に骨端線があるので骨折と間違えない

■環椎と歯状突起間距離が大人より広い（正常＜5mm）

● **脊髄損傷**

■SCIWORA syndrome…海外では小児に多い（日本は高齢者に多い）
（Spinal Cord Injury Without Radiographic Abnormality）
X線上骨折がないのに，脊髄損傷（8割が頸髄損傷）になる

■遅発性の発症が50％（30分〜4日後に発症），多くは受傷時に痺れなどあり．つまり，X線が正常でも，脊髄損傷は否定できない！　Paresthesiaの病歴が大事

● **胸部外傷**

■小児の骨はしなるため，肋骨骨折は起こりにくい

■肋骨骨折がなくても，肺挫傷など内臓損傷をきたしやすい

■多発肋骨骨折があれば，かなりの外力が加わったことを考慮

■肋骨後方骨折（胸椎横突起がテコの原理で骨折したもの）は小児虐待を考える．胸骨圧迫ではここは折れない

（青本リンク Case 75）

● **腹部外傷**

■経鼻胃管の挿入を．手術の可能性があったら，絶飲食にする

■子どもの場合，肝・脾損傷も厳重な監視下で多くは非手術的に治療可．ただし，単独損傷ですぐ手術ができる体制があるときのみ

■脾臓は可能な限り温存する．脾摘により，感染↑（特に肺炎球菌）

● **四肢外傷**

■ピンポイントで叩打痛があったら骨折があるものとみなす

■一番痛い場所を同定して，超音波で骨折確認を

■Buckle（Torus）fracture
　もっとも頻度高い．皮質のみ突出．
　橈骨，尺骨，脛骨，腓骨に多い．左
　右差を比較すればわかる

■若木骨折　　　　　　　　　　■Bowing fracture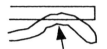
　一側の骨皮質のみの骨折．　　折れずに曲がったもの
　骨の辺縁のくびれをよく探
　す

■Growing skull fracture　進行性（拡大性）頭蓋骨骨折
　乳児の線状骨折に，髄液などが入り込み骨折が拡大する
■骨端線骨折
　成長障害を残すことがあり，整形外科にすぐコンサルト

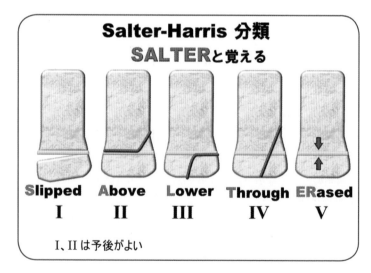

■肘内障（橈骨骨頭亜脱臼）の整復法は知っておく
　橈骨骨頭を軽く触れて，肘を鋭角に曲げたまま水平に持ち上げ

て回内する．回内でダメなら回外しながら肘を曲げる（回内のほうが整復率が高い）

■上腕骨顆上骨折は整形外科コンサルト

側面の posterior fat pad sign を見逃さない．X線よりも超音波のほうが感度・特異度が高い．左右差を比較するのがコツ

〔推奨文献〕

1) Ahmed OZ, et al：Management issues in critically Ill pediatric patients with trauma. *Pediatr Clin North Am* **64**：973-990, 2017.
2) Loubani E, et al：Orthopedic injuries in pediatric trauma. *Curr Pediatr Rev* **14**：52-58, 2018.
3) Li W, et al：Pediatric musculoskeletal radiographs：anatomy and fractures prone to diagnostic error among emergency physicians. *J Emerg Med* **62**：524-533, 2022.

One Point Advice

上腕骨 X 線読影のポイント

1) 補助線を 2 本引こう！
　　①上腕骨前縁：橈骨小頭の真ん中 1/3（三等分して）を通るのが正常
　　②橈骨小頭線：長軸方向に橈骨中央を通る線を引くと上腕骨小頭を通るのが正常
2) 軟部組織を読もう！　Fat pad sign を読むべし
　　①Posterior fat pad ⇒通常見えない．見えたら異常！
　　②Anterior fat pad⇒通常見えるが，三角形に持ち上がっていたら異常（sail sign）

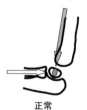

血腫によって anterior fat pad が持ち上がってくる（sail sign）

正常

Posterior fat pad は見えるだけで異常！通常見えない

One Point Advice

上腕骨顆上骨折の超音波のポイント

超音波を肘頭窩に当てて（長軸，短軸），
健側と比較する

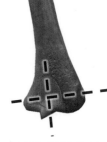

肘頭窩に短軸・長軸に
プローベを当てる

正常

短軸　　　　　　　長軸

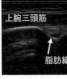

上腕三頭筋

脂肪織　　　　　　　　脂肪織

肘頭窩の脂肪織は骨を越えて上には出ない

上腕骨顆上骨折

肘頭窩の脂肪織と骨折による出血が混じってまだら状の脂肪血関節症とな
り，盛り上がって見える．

短軸　　　　　　　　　長軸

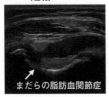

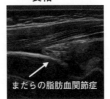

まだらの脂肪血関節症　　　　　まだらの脂肪血関節症

One Point Advice

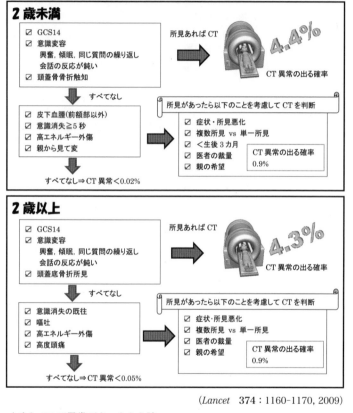

小児軽症頭部外傷 Pecarn ルール
小児の軽症頭部外傷のリスクをチェックして，選択的に CT を撮影しよう

2 歳未満

☑ GCS14
☑ 意識変容
　興奮，傾眠，同じ質問の繰り返し
　会話の反応が鈍い
☑ 頭蓋骨骨折触知

→ 所見あれば CT → CT 異常の出る確率 **4.4%**

すべてなし

☑ 皮下血腫 (前額部以外)
☑ 意識消失≧5 秒
☑ 高エネルギー外傷
☑ 親から見て変

所見があったら以下のことを考慮して CT を判断

☑ 症状・所見悪化
☑ 複数所見 vs 単一所見
☑ ＜生後 3 カ月
☑ 医者の裁量
☑ 親の希望

CT 異常の出る確率 0.9%

すべてなし⇒CT 異常＜0.02%

2 歳以上

☑ GCS14
☑ 意識変容
　興奮，傾眠，同じ質問の繰り返し
　会話の反応が鈍い
☑ 頭蓋底骨折所見

→ 所見あれば CT → CT 異常の出る確率 **4.3%**

すべてなし

☑ 意識消失の既往
☑ 嘔吐
☑ 高エネルギー外傷
☑ 高度頭痛

所見があったら以下のことを考慮して CT を判断

☑ 症状・所見悪化
☑ 複数所見 vs 単一所見
☑ 医者の裁量
☑ 親の希望

CT 異常の出る確率 0.9%

すべてなし⇒CT 異常＜0.05%

(*Lancet* 374：1160-1170, 2009)

★もし CT で異常があったら入院
　・GCS 15 で外傷性クモ膜下出血，気脳症，縫合離開，頭蓋骨骨折なら予後はいい．
　・Midline shift，硬膜外血腫，陥没骨折 (頭蓋骨の厚さ以上の陥没)，GCS 13，14 だと悪化するかもしれないぞ (*Acad Emerg Med* 28：1409-1420, 2021)．

小児虐待
小児虐待を疑う病歴・外観　"CHILD ABUSE"

C	Care delay	受診が遅い！受傷から来院までの時間のズレはあやしい．通常，保護者は外傷から受診まではかなり早いはず
H	History	問診上の矛盾，小児の発達と外傷が合わない．話が二転三転する
I	Injury of past	繰り返し損傷の既往がある．複数の病院にかかっている
L	Lack of nursing	ネグレクト，発育不全，季節に合わない服装（寒くなってきたのに夏の服装）．医療保険・乳児医療証の手続きが不明・持参していない．周産期の状況を説明できない．予防接種していない．身長・体重など基本情報を知らない．子どもの性格や嗜好を説明できない
D	Development	小児の発達と比べて病歴・受傷機転が合わない
A	Attitude	養育者・子どもの態度．無責任な養育者．医療面接にイライラしている．診療に非協力的．治療を指示する
B	Behavior	子どもの行動特性．子どもが親や保育者と目を合わせない．オドオドしている．むしろ慣れ慣れしすぎる．子どもが異様に泣き叫ぶ，または痛い手技をしても異様におとなしい
U	Unexplainable	病態と外傷の程度や機序が食い違って説明がつかない．受傷機転と外傷が合わない．外力の大きさと外傷が合わない
S	Sibling	兄弟が加害したとの訴え（加害者のすり替え）．幼い子がこんな加害をするのかと疑問を持つべし
E	Environment	環境上のリスク ・児要因：望まぬ妊娠，先天異常，母子分離期間が長い ・親要因：精神疾患・アルコール中毒・薬物中毒，反社会的人格，親としての自覚欠如 ・家庭要因：孤立家庭，困窮家庭，育児過多・負担増など

（つづき）

TEN-4-FACESp ルール

Torso	体幹
Ear	耳
Neck	首
4 歳未満	
Frenulum	口唇小帯
Angle of jaw	下顎角
Cheeks	頬（腫脹）
Eyelids	眼瞼
Subconjunctivae	結膜下，強膜（Sclera）
Patterned	形のある痕

4 歳未満

左記に皮下出血があれば虐待を疑う

どの部位に皮下出血があっても虐待を疑う

4 カ月以下（≦4.99 カ月）

(JAMA Netw Open 4：e215832, 2021)

■虐待による乳幼児頭部外傷（abusive head trauma）は 2 歳以下に多い ①びまん性脳浮腫，②硬膜下血腫，③網膜出血が 3 徴．肋骨骨折（特に背側）の合併も多い

■虐待を疑ったら 2 歳以下は全例 skeletal survey，2〜5 歳は選択的に施行する

■小児虐待の 30〜60％に配偶者虐待が隠れている

■小児虐待を疑ったら，上級医に相談のうえ，病院の小児虐待対応部署に連絡し，警察または児童相談所に通告しなければならない

■最終的に虐待があったかどうかは，児童相談所が判断するので（1/3 は虐待あり，1/3 はグレー，1/3 は虐待なし），通告時点では確信がなくてもいい．親が故意かどうかは関係ない．患児が危ないかどうかが大事

■生命に危険を及ぼす場合は警察に，そうでない場合は児童相談所に通告する

One Point Advice

妊婦の外傷

■患者は2人いる！　母体の安定化をすることで胎児も救命できる．母体を低血圧，低酸素にさせない

■妊娠5カ月以降は，仰臥位低血圧症候群に注意して左側臥位にする．仰臥位の場合は，右のお尻の下に枕を入れて，右骨盤を少し浮かせる．子宮を少し左へ用手的圧排してもよい

■子宮底の高さが臍の高さなら妊娠週数は約22週．子宮底の高さが臍よりも下なら，胎児が出生しても救命できない．臍より上なら，出産しても胎児の生存が望めるため，すぐに産婦人科医をコール

■どんなに軽症でも妊婦は入院のうえ，モニタリングする．妊娠20週を越える場合，少なくとも6時間は胎児心拍数監視を行う

■分娩監視装置(胎児心拍数モニタリング)：1時間に陣痛3回未満で危険因子がない場合，6時間の経過観察後に退院．1時間に陣痛3〜7回または危険因子がある場合，24時間の経過観察後に退院

※危険因子：母体心拍数110/min以上，外傷重症度スコア（ISS）が10以上，胎盤剥離の存在，胎児心拍数基線160/min以上または120/min未満，車内より投げ出された，バイクまたは歩行者衝突事故

■胎盤剥離：胎児死亡率が高い（25〜30%）．軽症であっても，厳重な経過観察を行う．合併症；羊水塞栓，DIC

■子宮破裂；緊急手術

■胎児-母体間輸血症候群

■画像診断は救命のために躊躇してはいけない

■妊婦でも正しくシートベルトをしたほうが安全

〔推奨文献〕

1) Battaloglu E, et al：Management of pregnancy and obstetric complications in prehospital trauma care：faculty of prehospital care consensus guidelines. *Emerg Med J* 34：318-325, 2017.

2) Battaloglu E, et al：Management of pregnancy and obstetric complications in prehospital trauma care：prehospital resuscitative hysterotomy/perimortem caesarean section. *Emerg Med J* 34：326-330, 2017.

One Point Advice

救急室の算数教室

■酸塩基平衡の代償作用

代謝性アシドーシス　Winter の式（➡23 章 p.99「代謝性アシドーシス」参照）

予想 $PaCO_2 = 1.5 \times [HCO_3^-] + 8 \pm 2$

代謝性アルカローシス

予想 $PaCO_2 = 0.9 \times [HCO_3^-] + 9 \pm 2$

呼吸性アシドーシス

急性：$\uparrow \triangle HCO_3^- = (0.1 \times \triangle PaCO_2 \uparrow)$

慢性：$\uparrow \triangle HCO_3^- = (0.4 \times \triangle PaCO_2 \uparrow)$

呼吸性アルカローシス

急性：$\downarrow \triangle HCO_3^- = (0.2 \times \triangle PaCO_2 \downarrow)$

慢性：$\downarrow \triangle HCO_3^- = (0.4 \times \triangle PaCO_2 \downarrow)$

■アニオンギャップ　anion gap（➡23 章 p.99「代謝性アシドーシス」参照）

■$A\text{-}aDO_2$　➡正常値：$\leq$（年齢/4）+4

room air にて（海抜レベル）：

$150 - (PaCO_2/0.8) - PaO_2$

吸入酸素濃度 FIO_2（海抜レベル）：$713 \times FIO_2 - (PaCO_2/0.8) - PaO_2$

気圧を考慮（海抜レベルなら 760）：（気圧 -47）$\times FIO_2 - (PCO_2/0.8) - PaO_2$

■クレアチニン・クリアランス推定法

$$\frac{(140 - 年齢) \times 体重（kg）}{72 \times s\text{-}Cr（mg/dL）[\times 0.85 ♀]}$$

■高血糖によるみかけの Na 低下　Katz の式

$\uparrow \triangle$ 血糖 100 mg/dL $= \triangle$ Na 1.6 mEq/L $\downarrow$

■輸液維持量の予測計算式（4→2→1 ルール）

体重（BW）≤ 10 kg　➡　$BW \times 4$ cc/kg/時

体重（BW）$10 \sim 20$ kg　➡　$(BW - 10) \times 2 + 40$ cc/kg/時

体重（BW）≥ 20 kg　➡　$(BW - 20) \times 1 + 60$ cc/kg/時

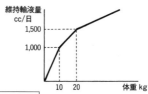

■小児の年齢からの体重の概算法

予想体重＝年齢$\times 2 + 8$（kg）

覚え方：

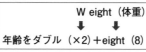

■小児気管内挿管チューブサイズ
(年齢/4)＋3.5 カフ付き気管挿管チューブ
■小児薬剤投与量換算法　Ausberger 式

$$小児投与量＝\frac{年齢×4＋20}{100}×成人投与量$$

例：3 歳なら，3 歳×4＋20＝32%……つまり大人の 1/3 量を投与すればよい

例外：抗菌薬，Theophylline などはこの換算法は使用できない．
小児の場合，抗菌薬はむしろ体重当たりの投与量が大人より多いので，体重当たりの投与量をしっかり覚えておくこと

■血圧の下限（これ以下はショック）
年齢×2＋70 mmHg
10 齢以上は成人と同じ 90 mmHg
ただし新生児は 60 mmHg

45 創傷処置

☑ アドレナリン入りの局所麻酔剤禁忌：指，耳介，鼻先，陰茎

☑ 局麻アレルギーは必ず聞くこと

☑ 眉毛は剃毛しないこと

☑ No man's land（ノーマンズランド）は必ず専門医に任せること

☑ 必ず創内異物を探すべし

【症例】

　80歳男性がふらついて，川に落ちてしまい，救急搬送された．研修医は頭部裂創を十分洗浄し縫合した．頭部CTでは慢性硬膜下血腫を認めた．慢性硬膜下血腫のためにふらついて，川に落ちたと判明．慢性硬膜下血腫に対して緊急手術を行い，事なきを得た．

　しかし術後2日目より発熱が出現し，その後，口も硬く開かなくなってきた．「破傷風だ！ 初診時，破傷風の予防はしてなかったのか！！」

1. 医療面接

■局所麻酔のアレルギーの有無を必ず聞くことを忘れない

■Lidocaine（キシロカイン®）アレルギーは，局注用キシロカイン®に入っている保存剤に対してアレルギーがあるため，不純物の混じらない静注用キシロカイン®を使えば，ほとんどの場合大丈夫である

■破傷風の予防接種の状況を把握すること

■**汚い傷，蜂窩織炎を見たら，必ず糖尿病の既往を聞くこと**

■受傷から救急室までの経過時間を聞く
ゴールデンタイム（受傷後6〜8時間以内）かどうか

■キシロカインアレルギーはきわめて稀．ほとんどがボトル容器に入っている保存剤（パラベン類）が原因．ポリアンプには保存剤が入っていないので，安全に使える

2. 身体診察

■神経・血管・腱損傷の有無を調べ，その疑いがあれば専門医に任せる

■膿があれば，培養も忘れずにすること

感染を起こしやすい創傷	
・猫咬傷，人咬傷	・深い穿通創，強い挫滅創
・手，足の創傷	・免疫不全患者，糖尿病
・受傷から24時間以上放置	・異物の混入．泥，砂など

3. 救急外来での対処

■創部からの出血は，
①直接圧迫が基本
②手さぐりでむやみに鉗子でつまんではいけない！　神経・血管損傷の危険
③四肢の出血が多い場合は，ターニケットを使用する

■軟部組織の処置：洗浄・ブラッシング・異物除去・デブリードマン
①局所麻酔はできるだけ痛くないように工夫する
a．局所麻酔を注射前に人肌に温める

   b. 細い針を用いる（25〜27 G），ゆっくり注射（1 mL/30 秒）

   c. 創縁から注射する，健常皮膚を刺さないこと

②アドレナリン入りの局所麻酔剤は，創部の出血が少なくなり，有用であるが，禁忌に気をつけること

> アドレナリン入りの局所麻酔剤禁忌：指，耳介，鼻先，陰茎

③指ブロックにはアドレナリン入りは原則禁忌（エビデンスとしては使える）

④指先や耳に直接局所麻酔を打つな，創縁をうまく合わせにくい，神経ブロックを

⑤洗浄は，大量の水道水で（最低 1 L 以上）洗い流す

⑥異物などが存在し，汚染の強い場合は局所麻酔を打ってからブラッシングを行う，ブラッシングは大量の水道水で行う

⑦将来壊死に陥る可能性のある組織はデブリードマンする

■創内異物……見逃すとトラブルになりやすいので注意！

①汚染の強い異物の場合は，創部を大きく開放してやる

②異物感がある場合は X 線，超音波，CT で検索する，ガラスの創傷なら X 線は必須

③指，耳介，鼻先，陰茎以外の部位の異物を探す場合は，アドレナリン入りキシロカイン® で麻酔すると出血が少なく探しやすい

④停留針は，けっこう時間がかかる，救急室で 1 人ではとらない，救急室で 2 人以上でやるか，手術室で透視を使って摘出すること

⑤高圧で注入された異物（ペンキ，油など）は，緊急手術の対象（減圧，デブリードマン）

⑥擦過傷に砂がくいこんでいる場合，キシロカインゼリーを塗布し，テガダーム® またはオプサイト® で密閉し 15 分置く．その後，水道水と歯ブラシでブラッシングする

⑦創内異物を探したことをカルテ記載せよ！

（青本リンク Case 68）

■縫合

①縫合は習うより慣れよ．創部は外反させよ

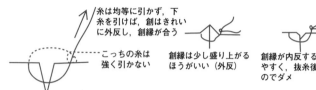

糸は均等に引かず，下
糸を引けば，創はきれい
に外反し，創縁が合う

こっちの糸は
強く引かない

創縁は少し盛り上がる
ほうがいい（外反）

創縁が内反すると，創縁がずれ
やすく，抜糸後，皮膚がずれる
のでダメ

②受傷より 6～8 時間以内のものは一次縫合可能である（ゴールデ
ンタイム）．ゴールデンタイムを過ぎたものは，創部をきれいに
し，開放創とする

③縫合は，わかりやすいところから（眉毛，鼻翼縁，眼瞼縁，口唇縁）

④眉毛の剃毛はしないこと！

⑤顔は創をよせるだけ．強く糸を縛るな

⑥創縁が斜めのため縫うことで重なりやすい場合は，創縁ギリギ
リでのマットレス縫合を行う

■閉鎖療法は非常に有効．ただし，決して異物を残すな

■専門医に対診するべきところ；手を出さないほうがよいところ

①手のノーマンズランド（No man's land）

②内眼角の裂創（鼻涙小管の損傷）

③耳下腺の損傷を疑うとき

④関節内に達する深い損傷

⑤神経，血管損傷（再建可能または必要）を伴うとき

■感染予防

①抗菌薬

一般にオーグメンチン® または第一世代セフェム系が皮膚感染
予防に使用される

②破傷風予防

破傷風になりやすい傷とは，汚染の強いもの（川，田んぼ，庭などで受傷）／深い刺創／血流の低下／浸軟した裂創／動物咬症

破傷風予防ガイドライン				
破傷風予防接種歴	破傷風になりにくい傷		破傷風になりやすい傷	
	トキソイド	テタノブリン	トキソイド	テタノブリン
不明または3回以下	+	−	+	+
3回以上	−/＋	−	−/＋	−

最後の接種が10年以上前ならする．

最後の接種が5年以上前ならする．

4. 検査

■異物の存在を疑うときはX線を撮る．2mm以上ならガラスもX線に写る

■エコーは皮下異物に有効．水おけを使うと見やすい

■木は通常のX線検査では写らないことが多いので，エコーが有用．CTでも写らないことがあり

■創部にガス像を認めるときは，ガス壊疽も考え，専門医にすぐコンサルテーション

〔推奨文献〕

Quinn RH, et al：Wilderness medical society practice guidelines for basic wound management in the austere environment. *Wilderness Environ Med* **25**：295-310, 2014. 2014 Update **25** (4 Suppl)：s118-s133, 2014.

46 動物咬傷

☑ Puncture wound（針を刺したような穿通創）の
ほうが，裂創よりも2倍感染の危険率が高い．
Puncture wound は，デブリードマンして，
しっかり中まで消毒すること

☑ 犬咬傷は，ほとんど抗菌薬投与は必要ない
猫咬傷は，全例抗菌薬を投与したほうがよい

☑ 握りこぶしの MP 関節付近に外傷（歯形）があ
る場合は，外傷が関節にも及んでいるものとし
て，厳重に対応する（入院も考慮）

☑ 咬傷の創縫合時には，なるべく組織内に糸を残
さない

【症例】

　近所の犬に手を咬まれたと，27歳男性が救急を受診してき
た．受傷から時間が経っていたので創部を十分洗浄し，開放創
のままとして抗菌薬を処方し経過観察とした．

　その2日後，発熱を主訴に同患者が敗血性ショックで救急搬
送されてきた．既往歴に交通事故での脾臓摘出術があったこと
が，初めて判明した．強力な抗菌薬治療も虚しく，24時間後に
患者は帰らぬ人になってしまった．OPSI（overwhelming post-
splenectomy Infection）と診断され，研修医も相当打ちひしが
れてしまった．

1. 医療面接

■破傷風の予防接種状況➡破傷風予防ガイドライン (45章 p.225) 参照

■感染の危険率が高い因子は，

①Puncture wound（穿通創）のほうが，裂創や剥皮創よりも 2 倍感染の危険率が高い．狭くて深い傷のため，創が十分洗浄／消毒できないからである

②四肢咬傷＞顔面咬傷（顔は血流が豊富で感染しにくい）

③猫のほうが感染率高い（青本リンク Case 89）

　　　猫（40%）＞犬（4〜5%）＞ネズミ（2%）

■感染発症時間からみて，

①24 時間以内に発症；*Pasteurella multocida* が多い

　猫咬傷に多い．犬でも穿通創ならなりうる

②48 時間以上経過して発症；黄色ブドウ球菌, レンサ球菌が多い

③1 週間経過して膿瘍形成；微好気性菌 *Eikenella corrodens* を考慮．人咬傷に多い

■脾摘後，免疫低下の病歴は要注意！ OPSI になってしまう (overwhelming post-splenectomy infection)

2. 身体診察

■関節近辺の動物咬傷は要注意（関節への感染の波及）．特にこぶしが人の歯に当たり受傷した場合（fight bite）は，化膿性 MP 関節炎の危険大

3. 救急外来での対処

■一般的処置

①創縁のデブリードマン

挫滅創，汚染創，治癒が悪い創の場合，ブラッシング洗浄後，創縁より 2 mm 切除．特に犬猫咬傷，Puncture wound（穿通創）に！ 消毒は 10 倍希釈のイソジン，または大量水道水で

②局所麻酔し，創を開きながら大量の水道水で洗浄し，ブラッシング施行

③創縫合➡創内にはなるべく糸を残さない！

埋没縫合はなるべく少なく！ ナイロン糸を使用(絹糸は感染↑),

8時間以上経過している創は開放創とする

④受傷早期の頭・顔面部の犬咬創は十分洗浄後，一期的に縫合できる

⑤抗菌薬予防投与

受傷後3時間以内にのみ有効といわれている

脾摘後，免疫低下患者は抗菌薬全身投与．次の日専門外来フォロー

犬咬傷：抗菌薬の予防投与の有効性は認められていない．四肢部なら抗菌薬処方

猫咬傷：必ず抗菌薬処方．第一・二世代セフェム系またはテトラサイクリン系．オーグメンチン® ＋サワシリン®

人咬傷：オーグメンチン® ＋サワシリン®

⑥破傷風予防

・動物咬傷は原則すべて破傷風トキソイドを打つ

・汚染が強く，かつ5年以内に予防接種を3回終わっていない者は抗破傷風毒素免疫グロブリン（テタノブリン®，テタガム®）も打つ

⑦救急室から帰すとき

・どんなに洗浄しても10%は感染を起こすことを説明する

・48時間後に必ず専門医にかかるように話す

・熱発，リンパ節腫脹（有痛性），疼痛の増強の場合はすぐ来院するように話す

・破傷風の危険性と症状の説明．創部発赤腫脹，疼痛，浸出液増加など．おかしければすぐ来院するように話す

■すでに感染している場合；上級医へコンサルテーションすること

感染徴候：膿，蜂窩織炎，熱発，リンパ節炎，リンパ管炎

4. 関連疾患

●狂犬病

■日本国内の動物では50年にわたり報告がないのでまず大丈夫．しかし，外国旅行中に動物に咬まれた場合や，国内でも密輸された動物に咬まれた場合はありうる．潜伏期が長いので詳細な病歴聴取を

● **破傷風**

■ 潜伏期 1 日〜1 カ月．一般に 10 日〜2 週間
　・神経毒，溶血毒；一般に意識は清明

■ 不定愁訴，痙笑，四肢強直，反射亢進，後弓反張，呼吸不全

■ 破傷風は臨床診断．疑うことが大事！

■ ABC（特に呼吸管理），痙攣のコントロール，テタノブリン® またはテタガム®：3,000 単位静注．Penicillin G　300 万単位 iv 6 時間ごと

● **犬咬傷**

■ 創部を十分洗浄すれば感染率低い ➡ 犬咬傷では抗菌薬の投与は疑問視されている

■ Puncture wound（穿通創）になっている場合は要抗菌薬投与

■ 脾摘後患者は *Capnocytophaga carnimorsus*（犬・猫）による overwhelming post-splenectomy infection：OPSI）に注意！

● **猫咬傷**（青本リンク Case 89）

■ 感染率高い（40%）➡ 全例抗菌薬投与

■ *Pasteurella multocida* が多い（ブドウ球菌の仲間）．24 時間以内に発症．膿を作らない蜂窩織炎となる
　治療：Amoxicillin-Clavulanate, Cefuroxime, Doxycycline, Ceftriaxone

■ 猫ひっかき病；テトラサイクリン系またはアジスロマイシン

● 人咬傷

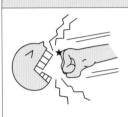

Fight bite

・殴り合いのケンカをしたときに受傷
・握りこぶしが相手の歯に当たり，MP 関節部を受傷
・重症の化膿性関節炎になりやすく，患肢切断も 7％にある
・感染の徴候があれば入院を要する．手術室にて関節腔の洗浄
・Penicillin＋Oxacillin またはセフェム系
・またはオーグメンチン®，第二・三世代セフェム系（Ceftriaxone）

● 蜂刺症

■針が残っていればミツバチ．クマン蜂やスズメ蜂は針を残さない

■ミツバチの針が残っていたら，毒袋をつぶさないようにメスか爪でそぎ落とす．決してつまんでつぶしてはいけない（毒が注入されてしまう）．すばやくとること

■蜂に刺されたところをしぼるのは禁忌．毒をひろげてしまう！

■軽症では経口抗ヒスタミン剤，ステロイド剤軟膏

■疼痛が強い場合は，ステロイドと 0.5％Lidocaine（キシロカイン®）3 mL 局注が有効

■2 関節以上を含む広範囲の局所反応があれば，Prednisolone（プレドニン®）1 mg/kg/日．経口投与 5 日間

■アナフィラキシーは 15 章 p.63 参照

● マムシ・ハブ

■すべての症例で毒が入るわけではない（25％は毒入らず）．毒が入れば，多くは 30 分以内に腫れてくる

■足を咬まれている場合は歩かない．上肢の場合は副子固定で局所安静

■強く縛りすぎないこと．中枢側を皮下静脈が浮く程度に軽く縛る（駆血帯と同じ強さ）．強く縛るのは無意味，むしろ局所虚血により有害．駆血のエビデンスは乏しい

■切りすぎない．①乱切はするな，②深く切りすぎるな．2 つの

牙の間隔より深く切る必要はない．切開はエビデンスなし
- ■毒の吸い出しは，咬まれてから 15 分以内でないとほとんど効果がない
- ■腫脹のひろがりを経過観察ができるように，発赤の高さにマジックでマーキングすること
- ■抗毒素血清はアレルギーに注意．皮内反応が正常でも安心するな．必ず上級医にもみてもらいながら投与する
- ■抗毒素血清投与前にアドレナリン 0.3 mg 筋注するとアナフィラキシー予防ができる（1/4 に減少）

〔推奨文献〕
1) Murphy J, et al：Management of human and animal bites. *Oral Maxillofac Surg Clin North Am* **33**：373-380, 2021.
2) Seifert SA, et al：Snake envenomation. *N Engl J Med* **386**：68-78, 2022.

47 熱傷・凍傷

☑ 火傷を見たら，一酸化炭素中毒と思え！

☑ 顔の近くの熱傷は気道熱傷を疑ってかかれ

☑ 気道熱傷のサインを覚える

☑ 電撃傷は見た目より重症

【症例】

　　72歳の女性が火事現場から救出された．「まだ孫が……」とまくしたてるように話し，かなり落ちつかない様子だった．頭痛を訴えており，CO-Hbが20％であったため，100％酸素を投与した．5％ほど熱傷を認めた．アフロヘアの女性かと思っていたら，それは火傷によるものだった．眉毛も焦げて，念のため口の中を見ると，すすを認めた．研修医は何度も「大丈夫ですか？」と確認するも，本人は「大丈夫です」ときっぱりと答えていた．30分後入院準備をしていた矢先，急に患者は不穏になりstridorを呈し暴れ始めた．鎮静し，気管挿管しようとしたが，腫れ上がった喉頭・声帯のため挿管困難を極め，SpO$_2$の音階がみるみる下がっていくとともに，研修医の汗はどっとふき始めた．気道確保の名人の上級医が飛んできて，ビデオ喉頭鏡下に細い気管チューブでなんとか気管挿管できたものの，生きた心地がしなかった．

A 熱傷

1. 医療面接

■どこで起こった熱傷か？　例）閉鎖空間➡一酸化炭素中毒

■熱源は何か？　爆発はないか？（内臓損傷の合併）

2. 身体診察

■深達度・範囲

①9 の法則

②手掌が体表面積の
1％と考える

③深達度；成書参照

④ピンプリックテストをす
ること．無痛性ならⅢ度
または深いⅡ度

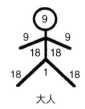

大人

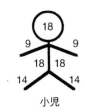

小児

■気道熱傷の所見を探せ：

> ・顔面熱傷
> ・眉毛/鼻毛のちぢれ
> ・口内にすすや発赤
> ・痰にすすが混じる
> ・熱傷現場で意識障害があった

・気道熱傷は積極的に声帯の浮腫や発赤をファイバーで検索すべ
し．自覚症状では手遅れになってしまう

3. 救急外来での対処

■まず熱傷の過程を止める．なるべく早く冷やせ

①衣服を脱がせる，または切る

②化学熱傷のときは化学物質の除去．自分も被害を防ぐ

■気道確保／呼吸管理

①重症熱傷患者全例に 100％酸素を与える

②気道熱傷を疑ったら，早めに挿管．浮腫が出てからでは挿管困
難．気道熱傷管理は先手必勝が肝心．抜管はいつでもできる

③熱傷でも受傷早期ならケタミンは使用できる（自発呼吸を保てる）

■輸液

①熱傷面積が20%以上の患者はすべて輸液開始．初期は乳酸化リンゲル液．過剰輸液に注意（個人差が大きい）

②輸液路は上肢のほうがよい

③アルブミン製剤やHES製剤は使用してもよいが，FFPは使用しない

Parkland（Baxter）の公式

4×体重（kg）×熱傷面積（%BSA）mL

・過剰輸液（fluid creep；腹部コンパートメント症候群，肺水腫）に注意
・麻酔増量（opioid creep）も過剰輸液になりやすい
・初期24時間は2×体重×%BSAでもよい

この半分を，最初の8時間で
残りの半分を，次の16時間で

＋

小児の場合は維持量を追加

維持量

（体重＞20 kgの場合）
（体重−20）×20＋1,500 mL/日
（10＜体重＜20 kgの場合）
（体重−10）×50＋1,000 mL/日
（体重＜10 kgの場合）
体重×100 mL/日

④尿量のモニターが大事；時間尿量の確保
・大人 1.0 mL/kg/時
・小児 0.5 mL/kg/時
・ミオグロビン尿，ヘモグロビン尿があれば，倍量確保

■熱傷創処置

①水疱は原則的に破れていない限り，破らない．大きい水疱はテガダーム®を貼ってから細い針で内容を吸引すると破らなくて済む

②冷やす場合は，一度に10% BSA以上は冷やさない．ショックが進行する

③SDB（浅達性II度熱傷）ならテガダーム®を貼ってもよい（創部より1〜2 cm外まで）．新鮮熱傷にのみ使用可．DDB（深達性II度熱

傷）やⅢ度熱傷には禁忌．治癒の促進，疼痛減弱

④軟膏処置．ワセリン，抗菌薬軟膏など．ステロイドは発赤は引くが，上皮化遅延する

⑤Ⅱ度熱傷には銀含有ハイドロファイバーは有用．ゲーベンクリームは使用しない

■感染症対策

軽症では抗菌薬の予防投与は不要．破傷風予防

4. 検査

■一酸化炭素中毒の検索：血液ガス（静脈でいい）でCO-Hb（カルボキシヘモグロビン）の測定

■X線：

①合併する外傷の検索；熱傷に外傷が合併することは多い

②胸部X線；肺水腫の有無（24時間以降に出現することが多い）

■特に電解質（K↑），腎機能，ミオグロビン尿もチェック

5. 各論

● **一酸化炭素（CO）中毒**（33章 p.143参照）（青本リンク Case 88）

■火傷を見たら，一酸化炭素中毒と思え！

①当たり前だが，チアノーゼは出ない

②CO-Hbの半減期は，room air（空気）では250分，100％酸素下では40分

③動脈血ガス分析のSaO_2やパルスオキシメーターはあてにならない！

④CO-Hbが測定不能なら，臨床判断で積極的に治療を！

■症状：

①強い頭痛

②嘔気/嘔吐

③意識障害・痙攣

■所見：ピンク色の皮膚（cherry red skin）は晩期所見（役に立たない！）

■治療：

・100％酸素，心電図モニター（心筋の虚血をモニター）

- 重症例は高圧酸素療法（意識障害，痙攣，重症アシドーシス，心筋虚血，CO-Hb＞25%，100%酸素療法4時間でも症状が続くとき，妊婦）．エビデンスは議論の余地多い
- 重症アシドーシスの場合はシアン中毒の合併（ウレタン，羊毛，カーテンが燃えると発生）を考慮．ヒドロキソコバラミンで治療する
- 広範囲熱傷は受傷後早期手術（≦1週間）推奨

●特殊熱傷

■化学熱傷➡すぐ大量の水で洗浄しながら，専門医コンサルテーション
- アルカリのほうが酸より悪質

■電撃傷

乳幼児（家庭用コンセント）や職業人（高圧電線）に多い

①深部に広がるため，見た目よりも重症．横紋筋融解症，腎不全，ミオグロビン尿，ヘモグロビン尿

②不整脈　血中K↑　血中Ca↓

③血栓ができやすくなる

■雷撃傷
- 死亡例の大部分は即死，遅延死は稀
- 心拍再開しても，脳幹障害による呼吸筋麻痺からの回復が遅いので，呼吸補助を行わないといけない
- 神経（雷撃麻痺；一過性下肢優位麻痺）の障害をきたす
- 現場で心肺停止しなければ予後は良い
- 死亡率20%（報告によりさまざま）
- 熱傷はSDBまで．雷紋（Lichtenberg figures，雷紋は熱傷ではない）

御触書

熱傷センター搬送基準
・Ⅱ度≧30%TBSA（ABLS では 10%）
・Ⅲ度≧10%TBSA
・顔面/手，足，陰部，大関節の熱傷
・気道熱傷　・軟部組織損傷や骨折の合併
・電撃症，雷撃症　・化学熱傷　・重篤な既往歴

B 凍傷

細胞内の氷結，そして微小血管の閉塞

凍傷（frostbite）の分類

表在	Ⅰ度（表皮まで）	発赤，腫脹，加温で灼熱痛
	Ⅱ度（真皮まで）	水疱，浮腫，加温で充血
深在	Ⅲ度（皮下組織まで）	壊死，潰瘍
	Ⅳ度（骨，軟骨まで）	

■Chilblain（pernio）しもやけ：0℃以上で発症する赤変色の病変
■Trench foot 塹壕足：冷水に長時間浸かっているため発症

救急外来での対処

■温かい毛布でくるむ．濡れた服などは交換する．体温モニター
■Rapid rewarming（急速再加温）(35 章 p.152 参照)

・患部を 37～39℃の微温湯（循環させる）につける．なるべく早く
　行う．再度氷結する可能性のある環境では，再加温しない
・皮膚がピンク色になるまで．20～30 分以内
・ヘパリン類似物質軟膏を外用しマッサージ
・乾燥した温風をあてるのはダメ

■感染予防，破傷風予防

〔推奨文献〕
1）佐々木淳一，他：熱傷診療ガイドライン 改訂第 3 版．熱傷　47：s1-
　s108，2021.
2）McIntosh SE, et al：Wilderness medical society practice guidelines
　for the prevention and treatment of frostbite：2019 update. *Wil-
　derness Environ Med* **30**：s19-s32, 2019.

48 ACLS (二次救命処置)

☑ CPRの基本はCAB！ まずはCompressionから！

☑ 心室細動・脈なし心室頻拍の治療は，挿管や血管確保より，まず除細動1発！（除細動1st）続けてすぐCPR再開し2分後評価を．最低2回は除細動を優先せよ

☑ 心静止，PEAではなるべく早くアドレナリン1mgを投与する（アドレナリン1st）

☑ 胸骨圧迫中断時間はなるべく短くすべし（<10秒）

【症例】

病棟急変があり，研修医が駆けつけた．55歳の男性，整形外科病棟に入院していた患者だった．意識はなく，顔色は土気色．患者は顎を動かして弱々しくも息をしているようだった．研修医は，すぐに挿管します！ と宣言した．そこへ間髪入れずにやってきた上級医は，患者を見るや否や胸骨圧迫を開始した．上級医は「これは死戦期呼吸だ！ すぐに胸骨圧迫をしないといけないんだ．とにかく早くAEDを持ってきてくれ！」と叫んだ．

BLS & AED

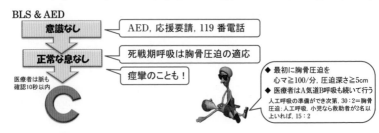

意識なし → AED, 応援要請, 119番電話

正常な息なし → 死戦期呼吸は胸骨圧迫の適応

痙攣のことも！

医療者は脈も確認10秒以内

C

◆ 最初に胸骨圧迫を
　心マ≧100/分，圧迫深さ≧5cm
◆ 医療者はA気道B呼吸も続いて行う
　人工呼吸の準備ができ次第，30：2＝胸骨圧迫：人工呼吸．小児なら救助者が2名以上いれば，15：2

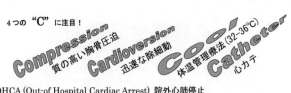

4つの"C"に注目！

Compression 質の高い胸骨圧迫
Cardioversion 迅速な除細動
Cool! 体温管理療法（32~36℃）
Catheter 心カテ

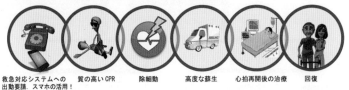

OHCA（Out-of Hospital Cardiac Arrest）院外心肺停止

救急対応システムへの出動要請．スマホの活用！ ／ 質の高いCPR ／ 除細動 ／ 高度な蘇生 ／ 心拍再開後の治療 ／ 回復

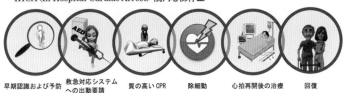

IHCA（In Hospital Cardiac Arrest）院内心肺停止

早期認識および予防 ／ 救急対応システムへの出動要請 ／ 質の高いCPR ／ 除細動 ／ 心拍再開後の治療 ／ 回復

1. エッセンシャルズ

●心肺停止の4つの波形を見極めよ

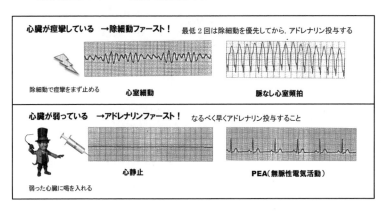

心臓が痙攣している →除細動ファースト！ 最低2回は除細動を優先してから，アドレナリン投与する

除細動で痙攣をまず止める

心室細動 ／ **脈なし心室頻拍**

心臓が弱っている →アドレナリンファースト！ なるべく早くアドレナリン投与すること

弱った心臓に喝を入れる

心静止 ／ **PEA（無脈性電気活動）**

★腕に自信があれば蘇生時の超音波は有用．ただし10秒以内で．

★鑑別診断 6H & 6T 治しうる原因を探せ！

★「か，か，か」⇒「患者（診察），家族（既往歴），カルテ（病歴）」をチェック！

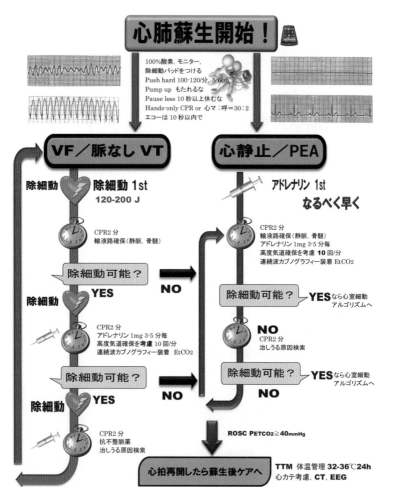

心肺蘇生開始！

100%酸素，モニター，
除細動パッドをつける
Push hard 100-120/分，5-6cm
Pump up もたれるな
Pause less 10 秒以上休むな
Hands-only CPR or 心マ：呼＝30：2
エコーは 10 秒以内で

VF／脈なし VT

除細動 **除細動 1st**
120-200 J

CPR2 分
輸液路確保（静脈，骨髄）

除細動可能？ **YES**

除細動

CPR2 分
アドレナリン 1mg 3-5 分毎
高度気道確保を考慮 **10** 回/分
連続波カプノグラフィー装着 EtCO2

除細動可能？ **YES**

除細動

CPR2 分
抗不整脈薬
治しうる原因検索

NO

心静止／PEA

アドレナリン 1st
なるべく早く

CPR2 分
輸液路確保（静脈，骨髄）
アドレナリン 1mg 3-5 分毎
高度気道確保を考慮 **10** 回/分
連続波カプノグラフィー装着 EtCO2

除細動可能？ **YES**なら心室細動
アルゴリズムへ

NO
CPR2 分
治しうる原因検索

除細動可能？ **YES**なら心室細動
アルゴリズムへ

NO

ROSC PETCO2 ≧ 40mmHg

心拍再開したら蘇生後ケアへ

TTM 体温管理 32-36℃24h
心カテ考慮，**CT，EEG**

呼吸数 **10**/分，**SpO2 92-98%，PaCO2 35-45mmHg**
BPs＞90mmHg MAP＞65mmHg，12 誘導 ECG

抗不整脈薬

・ アミオダロン 300mg ➡ 150mg

・ リドカイン 1～1.5 mg/kg ➡ 0.5～0.75mg/kg
　（最大 3mg/kg まで）

・ ニフェカラント 0.3mg/kg

・ Torsades de Pointes ならマグネシウム 1～2g

・ 高 K 血症→Ca 製剤，GI 療法，重炭酸 Na（抗不整脈薬は使
　用しない）

3つの「か，か，か」→
　　　　「患者（診察），家族，カルテ！」

鑑別診断 6H&6T

★Hypovolemia	低循環血症
★Hypoxia	低酸素血症
★H⁺ acidosis	アシドーシス
★Hyper-K/ Hypo-K	K↑，K↓，代謝異常
★Hypoglycemia	低血糖
★Hypothermia	低体温
★Tablet/Toxin	中毒
★Tamponade, cardiac	心タンポナーデ
★Tension-PTX	緊張性気胸
★Thrombosis, coronary	ACS（心筋梗塞）
★Thrombosis, pulmonary	肺血栓塞栓症
★Trauma	外傷

2．BLS（一次救命処置）

■CPR の基本は CAB！ C：Compression（胸骨圧迫），A：Airway（気道），B：Breathing（呼吸）

■院外心肺停止では…「目撃者あり」＋「成人患者」＋「救助者が蘇生法をよく知らない」⇒胸骨圧迫だけでよい（Hands only CPR®）

■プロは呼吸確認と頸動脈拍動を同時にすばやく確認して胸骨圧迫開始

■質の高い胸骨圧迫３つのポイント

①Push hard & fast（100〜120 回/分，5〜6 cm または胸郭の 1/3 の厚みまで深く押す）

②Pump up（十分胸郭を戻す．患者に寄りかかるな）

③Pause less（絶え間ない胸骨圧迫） 胸骨圧迫は２分交代

■「正常な息なし」⇒ 死戦期呼吸（あえぎ呼吸，下顎呼吸）なら迷わず，胸骨圧迫開始！

■痙攣後，死戦期呼吸は心肺蘇生開始

■人工呼吸は，１分間 10 回（小児は 20〜30 回/分）

・心肺蘇生法を知っていて，『その気があれば』すればよい

・胸骨圧迫：人口呼吸＝30：2 ➡ 成人（小児は１人法では 30：2，2人法なら 15：1）

・心肺蘇生の早期は人工呼吸はあまり重要ではない

■救急室なら心エコーを使えば簡単にすぐ判断できる

10 秒以内で！①心嚢液貯留，②右室拡大（肺塞栓），③心収縮の３つをチェック

3．AED（自動体外式除細動器）

■心室細動，脈なし心室頻拍ではただちに除細動を

■除細動１発したら，すぐにそのまま CPR 再開．２分後判定を

■胸毛が多ければガムテープで貼ってはがす．胸が濡れていれば拭く．ペースメーカーがあれば 2.5 cm 以上離す（ただし，ペースメーカーの位置がわからないと言って除細動が遅れてはいけないので，すかさず貼る．前後に貼るとよい）

■AED は心室細動や心室頻拍をうまく拾えないことがある．万能

ではない

■ **充電中も胸骨圧迫を行う**. ただし, AED の機種によっては胸骨圧迫により, 再度解析が始まってしまうので, その場合は触れない

■ Hands-on defibrillation（胸骨圧迫をしながらの除細動）は推奨しない（感電の危険）

4. ACLS（二次救命処置）

A 心室細動・脈なし心室頻拍　Cardioversion！

■ すばやい除細動が命を救う！ 2 分毎解析・除細動. 3〜5 分毎アドレナリン 1 mg 静注

■ 心静止のように見える fine VF（さざなみ心室細動）を見逃さない！ 心電図モニターの「感度, リード, 誘導」をチェック. 心エコーで見れば, 心臓が細かくグネグネ揺れていて一目瞭然

■ 気道管理

・バッグマスクで換気できれば, 気管挿管は必ずしも必要ない

・気道確保は気管挿管, またはラリンジアルマスクなど声門上気道確保デバイスで. あればビデオ喉頭鏡はいいオプション

・気管挿管時の Sellick 法は推奨されない

・口角から 21〜23 cm で気管チューブを固定する

・気管挿管確認；5 点聴診法, $EtCO_2$, 超音波による確認

・気管挿管したら, 連続呼気 CO_2 モニター（$EtCO_2$）をチェック

　①来院時 & 蘇生 20 分しても $EtCO_2 < 10$ mmHg なら, 蘇生はかなり厳しいという一つの指標（$EtCO_2$ 単独での判断指標にしないこと）

　②蘇生中, $EtCO_2$ は 10 mmHg 以上（理想的には 20 mmHg 以上）になるように胸骨圧迫を頑張る

　③急に $EtCO_2$ が上昇（$>$35-40 mmHg）したら, 心拍再開のサイン

・超音波による気管挿管確認

　　左甲状腺を window にして気管と食道を観察する. 気管挿管後, 管が 1 つなら OK（気管挿管成功）, 管が 2 つあれば, 食道挿管になっている. 普段から食道を見る練習をしておこう

■ アドレナリン 1 mg を 3〜5 分毎に静注！ 20 mL の輸液でプッ

シュする．「3分毎に教えて！」と大きな声でチーム全員に叫ぶべし

■輸液路が確保できなければ，骨髄輸液路を確保してアドレナリン 1 mg を投与する．気管内投与は推奨しない

■難治性 VF にはアミオダロン〔（アンカロン®）300 mg iv 投与，ニフェカラント（シンビット®）0.3 mg/kg iv，リドカイン（キシロカイン®）の効果は比較的低い（1.0〜1.5 mg/kg iv）〕

■Torsades de Pointes ならマグネシウム 2 g 静注．その他難治性 VF，低栄養状態などでマグネシウムを考慮．マグネシウム製剤のルーチン使用は推奨されない

■高 K 血症の場合，カルシウム製剤（カルチコール®，塩化カルシウム）をすぐに投与する．アシドーシスがあれば重炭酸ナトリウム（メイロン®），グルコース-インスリン療法（レギュラーインスリン 10 IU iv＋50％ブドウ糖 50 cc iv）．高 K 血症では抗不整脈薬は使わない

■特殊な中毒（三環系抗うつ薬，アスピリン，フェノバール）ではメイロン® 考慮

■たとえアシドーシスがあってもメイロン® は心肺蘇生の初期には必要ない

■施設で可能であれば，難治性 VF に対して，PCPS（percutaneous cardio-pulmonary support）経皮的心肺補助装置を考慮し，PCI を行う

■心室細動蘇生後，心電図で STEMI を認めたら PCI を施行する

B 心静止・PEA（無脈性電気活動）

■アドレナリン 1 mg 静注をなるべく早く投与する．3〜5 分毎静注 20 mL の輸液でプッシュ

■アトロピンは使用しない！

■エコーを使おう．かすかに心収縮を認める PEA は蘇生率アップ！

■心静止のようにみえる fine VF を見逃さない！

■ACLS を施行しても 15 分以上反応なければ蘇生は難しい．蘇生中止ルールは各病院で決めておく

■小児，低体温，中毒は簡単にあきらめるな！

御触書

30 分以上心肺蘇生を続ける場合
①医療事故での心肺停止
②麻酔薬，薬物中毒などでの心肺停止
③低体温患者での心肺停止

（青本リンク Case 74）

5. 蘇生後

■Cool！ 体温管理療法(TTM：targeted temperature management)

・心拍再開（特に VF からの蘇生例），昏睡状態（呼名に意味ある反応なし）なら，深部体温 32〜36℃で低体温療法を 24 時間以上行う．神経予後がいい．NNT＝6！

・体温管理機器による低体温療法が望ましい．大量冷却輸液の施行はルーチンには推奨しない

■Catheter！ 心臓カテーテル，PCI (percutaneous coronary intervention)

・心拍再開したらすぐに ECG を

・心室細動蘇生後，STEMI なら冷やしながら心カテへ急げ！(class Ⅰ)

・NSTEMI に対する緊急 PCI のいいエビデンスはない

・心カテの適応になりにくいもの；目撃者なし，pH<7.2，非 VF，乳酸>7 mmol/dL (63 mg/dL)，年齢>85 歳，心拍再開に 30 分以上かかった例，末期腎不全，心肺蘇生継続中，バイスタンダー CPR なし，非心原性心肺停止

■蘇生中は100％酸素投与．蘇生後の酸素投与はSpO_2 92〜98％にコントロール．高濃度酸素を与え続けてはいけない

■予後評価は 72 時間以内にしてはいけない

〔推奨文献〕
青本（百例帖）リンク➡ Case100 (p.250)
Merchat RM, et al：Part 1：Executive summary：2020 American Heart Association Guidelines for Cardiopulmonary Resuscitation and

Emergency Cardiovascular Care. *Circulation* 142：s337-s604, 2020

寺子屋問答

かん違いしていませんか？

除細動は心臓をびっくりさせて，動かすのではない！ むしろいったん心臓を止めるのだということ．だから，心室細動のように痙攣を起こして暴れているような心臓に除細動することは，一度心臓を止めて，正常なペースメーカーからの新しい脈が出てくるのを期待しているんだ．

心静止のように止まっている心臓に除細動するのは，とどめをさしているようなものなんだ．除細動とは，文字どおり細動を取り除くこと．止まっている心臓からは取り除くものがないんだから，間違っても心静止に除細動しないように！

もちろん，誘導を変えてみて，心静止なのか，小さい波の心室細動（fine VF）なのかは鑑別しないといけないよ．

One Point Advice

6H & 6T の探し方・対処法

Hypovolemia	低循環血症	エコー（IVC 虚脱，腹腔内出血，胸腔出血），病歴
Hypoxia	低酸素血症	とにかく 100%酸素投与
H⁺ acidosis	アシドーシス	血液ガス
Hyper-K/Hypo-K	K↑，K↓，代謝異常	透析中（高 K）　下剤乱用など（低 K）
Hypoglycemia	低血糖	デキスターチェック
Hypothermia	低体温	触われば冷たい
Tablet/Toxin	中毒	病歴，瞳孔，Toxidrome
Tamponade, cardiac	心タンポナーデ	エコー（心嚢液貯留＋右室圧排）
Tension-PTX	緊張性気胸	身体所見，エコー
Thrombosis, coronary	ACS（心筋梗塞）	病歴，ECG，トロポニン
Thrombosis, pulmonary	肺血栓塞栓症	エコー（右室拡大，D-shape），下肢静脈血栓症，Wells criteria
Trauma	外傷	病歴

49 APLS（小児心肺蘇生）

☑ 小児は大人のミニチュアではない！

☑ 小児の心肺停止は大人と違い，呼吸障害による
ことが多い

☑ 小児の心静止（心電図フラット）は，より積極
的に治療する

☑ 静脈路がとれなくても，骨髄から薬を与えられる

【症例】

生後 10 カ月の乳児の具合が悪いと連れられてきた．顔色は
土気色で，パッと見て重症だった．呼吸はなんとなく顎が上が
り，脈はなんとか触知でき，研修医はホッとした．そこへ上級
医が飛び込んできて，補助換気をしたと思ったら，「脈拍が遅す
ぎる！」といって，胸骨圧迫を開始した．

モニターは PEA で，下肢に骨髄路がとられ，あれよあれよと
いう間に蘇生が進められ，患児は息を吹き返した．その蘇生術
の若干 10 分間，手も足も出なかった研修医は途方に暮れて現
場を眺めていた…(泣)

1. エッセンシャルズ

■小児の心肺停止はたいてい呼吸停止によるもの．大人は心臓によることが多い

■呼吸不全とショックの同定に全力を挙げるべし

■小児の体格に合わせて，胸骨圧迫法を柔軟に使い分けるべし

・乳児は指2本で乳頭線のやや尾側を押す．胸郭の厚みの1/3または4cmの深さ

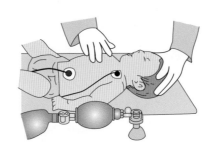

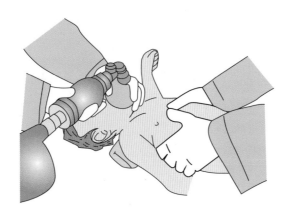

胸郭を包み込み両母指圧迫法でもいい．
胸郭圧迫の深さは確保できるが，圧迫時間が短く，
胸郭の戻しが弱い

・小児では，片手法または両手法で 5〜6 cm（胸郭の厚みの 1/3）まで押す

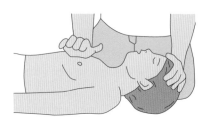

2. 救急外来での対処

●BLS

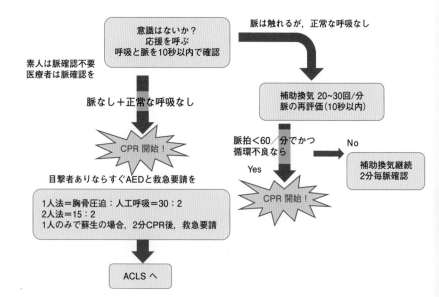

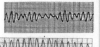
小児心肺蘇生！

乳児 1 歳以下
小児 1 歳～思春期末満
Ⓐ乳房発達，Ⓑ腋毛
➡思春期：成人と同じ

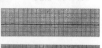

100%酸素，モニター，
除細動パッドをつける
Push hard 100-120/分
乳児 **4cm**，小児 **5-6cm**
Pump up もたれるな
Pause less 10 秒以上休むな
心マ：呼=**15:2**(2人法)**30:2**(1人法)
☑高度気道確保：**呼吸数 20-30 回/分**

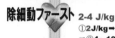

VF／脈なし VT

除細動ファースト 2-4 J/kg
①**2J/kg**➡②**4J/kg**
➡③**4～10J/kg** or 成人量

CPR CPR2 分
輸液路確保(静脈, 骨髄)

除細動可能？ → **NO** →

除細動 ⚡ **YES**

CPR CPR2 分
アドレナリン 3～5 分毎
治しうる原因検索

除細動可能？ → **NO** →

除細動 ⚡ **YES**

CPR CPR2 分
アミオダロン or
リドカイン
治しうる原因検索

心静止／PEA

アドレナリンファースト なるべく早く

CPR CPR2 分
輸液路確保(静脈, 骨髄)
アドレナリン 0.01mg/kg 3-5 分毎
高度な気道確保を**考慮**
EtCO2 を考慮

除細動可能？ **YES**なら心室細動
アルゴリズムへ
NO

CPR2 分
治しうる原因検索

除細動可能？ **YES**なら心室細動
アルゴリズムへ
NO

可能なら家族同席

心拍再開したら蘇生後ケアへ

TTM 体温管理
48h(32-34℃)→**72h**(36-37.5℃)
または **5 日間**(36-37.5℃)
痙攣管理：**EEG**

薬剤

- **アドレナリン** 0.01mg/kg（max 1mg）静注, 骨髄
　　（静脈・骨髄路なければ気管内投与 0.1mg/kg）
- **アミオダロン** 5mg/kg ×3 回まで可 静注, 骨髄
- **リドカイン** 1mg/kg 静注, 骨髄

高度な気道確保

気管挿管（カフ付き 年齢/4 ＋ 3.5），声門上デバイス
EtCO2 モニター，カプノグラフィー考慮（気管挿管確認）

ROSC 後幼児 dBP>25，小児 dBP>30mmHg，呼気 CO2>
17mmHg は神経回復良いかも

3つの「か，か，か」→
　　　　「患者（診察），家族，カルテ！」

徐脈 O2 投与，換気しても脈<60→CPR 開始

鑑別診断 6H＆6T

★Hypovolemia	低循環血症
★Hypoxia	低酸素血症
★H⁺ acidosis	アシドーシス
★Hyper-K/ Hypo-K	K↑, K↓, 代謝異常
★Hypoglycemia	低血糖
★Hypothermia	低体温
★Tablet/Toxin	中毒
★Tamponade, cardiac	心タンポナーデ
★Tension-PTX	緊張性気胸
★Thrombosis, coronary	ACS（心筋梗塞）
★Thrombosis, pulmonary	肺血栓塞栓症
★Trauma	外傷

● **気道管理**
- 小児は呼吸管理が大事
- バッグバルブマスクが持てれば気管挿管は慌てなくていい
- 気管挿管チューブは年齢/4＋3.5 mm のカフ付き挿管チューブを．カフ圧は 20cmH$_2$O 以下にする
- 喉頭鏡のブレードはまっすぐのものを用意する
- 乳幼児は頭が体に対して大きいため，肩枕を入れて胸骨柄の高さを耳の穴（耳たぶ）と同じ高さまで持ち上げること
- 呼吸数は 20〜30 回/分
- 気管挿管中に悪化したら DOPE を考慮

  D：Displacement（挿管チューブの気管からの脱落）

  O：Obstruction（チューブ閉塞）

  P：Pneumothorax（気胸）

  E：Equipment（バッグバルブマスクなどの器具の不具合）

● **AED**
- 全年齢 AED 使用可．できれば乳児は小児用パッドを使用

  体重≧10 kg 以上なら，成人サイズ（8〜10 cm）のパッド使用

  体重＜10 kg 以下なら，乳児サイズのパッドを使用する
- 除細動 1 回目 2 J/kg，2 回目 4 J/kg，3 回目以降≧4 J/kg（Max ＜10 J/kg または成人量を超えないように）

● **輸液**
- 末梢静脈穿刺に 2 回失敗，または静脈路確保に 90 秒以上かかる場合は，骨髄輸液路を EZ-IO®（ドリル式骨髄輸液）で確保（脛骨粗面やや下の内側で平らなところ）
- 輸液は乳酸リンゲル液または生理食塩水を
- 小児の蘇生時には必ず血糖測定を行う．低血糖なら 20％ブドウ糖 2 mL/kg 静注
- 低血糖でない限り，蘇生初期にはブドウ糖液は使用しない
- アドレナリン 0.01 mg/kg 静注または骨髄内投与する．気管内投与は行わない
- 心配蘇生時にはアトロピンは使用しない

■出血性ショックなら輸液チャレンジ．まず 20 mL/kg 急速輸液
➡ダメならもう一度➡ダメなら輸血考慮

〔推奨論文〕
★青本（百例帖）リンク➡ Case74（p.186）
1) Topjian AA, et al：2020 American Heart Association Guidelines for Cardiopulmonary Resuscitation and Emergency Cardiovascular Care. Part 4；Pediatric Basic and Advanced Life Support. *Circulation* **142**（suppl 2）：s469-s23, 2020.

50 外傷二次救命処置

- ☑ 外傷治療の ABCDE を実践できるように
- ☑ 外傷の初期輸液療法を知る
- ☑ Primary survey で除外すべき超致死的胸部外傷を 6 つ言える
- ☑ 出血源検索がすばやくできる（FAST ＋胸部・骨盤 X 線）
- ☑ 頭蓋底骨折を疑うサインを知る

【症例】

　72 歳女性が交通事故で搬送された．来院時 BP 70/60，脈 120，呼吸数 25，体温 36.2℃，GCS 8 点（E1，V2，M5）．右の上下肢の動きが弱く，左瞳孔がやや散大していた．輸血により BP 100/80，脈 100 と改善した．Trauma pan-scanCT では急性硬膜下血腫および脾損傷を認めた．頭部か腹部かどちらを先に手術するかで，考えあぐねていた矢先，みるみる血圧が下がってきた．

　さて，どちらの手術を先にしたほうがよかったのだろうか．

救急外来における対処

●Primary survey　A（C）BCDE

A（Airway & C-spine）気道確保と頸椎保護

■すべての重症外傷患者に 100％酸素を与えよ！　モニター（ECG, SpO_2）もすぐつけよ！

■気道確保は積極的に！　気管挿管の適応はこの４つ！

①窒息が予想される場合；気道閉塞, 口腔内多量出血, 気道熱傷など

②呼吸不全；呼吸数＞30〜40. 100％酸素投与しても SpO_2＞90％を保てない

③重症出血性ショック；早期に気道を確保しておく

④GCS≦8 点, 高度意識障害➡咽頭反射消失, 脳ヘルニア（呼吸数を正常換気に）

■頸椎保護はプレホスピタルから継続すべし！

鎖骨より上に外傷がある場合, 意識障害があるときはとにかく頸椎損傷があるものとみなせ

■気管挿管は頸椎を保護しながら行う. ビデオ喉頭鏡やファイバー挿管を考慮. 鎮痛・鎮静薬を使用した drug-assisted intubation（DAI）を考慮

B（Breathing）呼吸

■まず 6 つの超致死的胸部外傷を除外せよ！（Dr. 林の「TAF3X」と覚えよう）

どれも身体所見と超音波, 胸部 X 線で診断可能

御触書

超致死的胸部外傷 TAF3X と覚えるべし！

①cardiac-Tamponade	心タンポナーデ	エコー
②Airway obstruction	気道閉塞	診察
③Flail chest	フレイルチェスト	診察
④tension-PTX	緊張性気胸	診察
⑤massive-HTX	大量血胸	胸部 X 線, エコー
⑥open-PTX	開放性気胸	診察

米国の ATLS では気管・気管支断裂も含める
（Tracheo-bronchial tree injury）

■頸静脈怒張を見たら，緊張性気胸と心タンポナーデを必ず除外せよ（39章 p.172「胸部外傷」参照）

■大量出血があると，緊張性気胸や心タンポナーデがあっても最初は頸静脈怒張は出ないので注意．繰り返して診察すべし

C （Circulation）循環

■輸液は循環血漿量を維持できる生理食塩水かリンゲル液を！ 間違っても維持輸液やブドウ糖液をつなぐな！

■外出血は直接圧迫せよ！ 安易にクランプするな！ 圧迫無効なら四肢の出血はターニケットを巻け

■輸液路は18 Gで少なくとも2本とる（肘窩静脈でよい）

■腹部の明らかな外傷がある場合は，輸液路は下肢にとるな！

■外傷性出血性ショックの初期輸液と判定を知るべし！

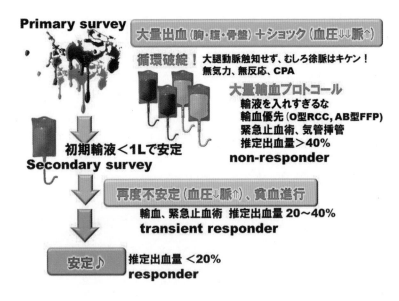

Primary survey

大量出血（胸・腹・骨盤）＋ショック（血圧↓↓脈↑）

循環破綻！ 大腿動脈触知せず，むしろ徐脈はキケン！ 無気力，無反応，CPA

大量輸血プロトコール 輸液を入れすぎるな 輸血優先（O型RCC，AB型FFP） 緊急止血術，気管挿管 推定出血量＞40％ **non-responder**

初期輸液＜1Lで安定 Secondary survey

再度不安定（血圧↓脈↑），貧血進行 輸血，緊急止血術 推定出血量 20～40％ **transient responder**

安定♪ 推定出血量＜20％ **responder**

■外傷患者のショックは，原因がわかるまで出血性ショックと思って積極的に加療を．急速な出血では Hb，Ht はあてにならない．バイタルサインの安定が重要

■輸液の入れすぎは希釈性凝固障害をきたす．初期輸液は 1 L（病院前を含め 1～2 L，小児 20 mL/kg）までとし，早期に輸血を行え

■大量輸血では血液型不明なら O 型濃厚赤血球を（妊娠可能女性は Rh−，そのほかは Rh＋でよい）．AB 型凍結血漿を輸血する．10 単位を越える場合は血小板も輸血する

■クールタキ（cool & tachycardia）の外傷患者は，血圧が落ちていなくても出血があるものとみなせ！　循環血液量の 15～30％までの出血では血圧が落ちてこない

■出血性ショックに昇圧剤はナンセンス！
まず volume の回復を．あくまでも輸液，輸血は止血術までのつなぎであり，止血術が遅れてはならない！
昇圧剤は余計に末梢血管を締めて，臓器虚血を助長するだけ

■外傷では血圧 80～90 mmHg でいい．頭部外傷は例外（平均血圧 90 mmHg，血圧 110～120 mmHg はほしい）

裏技伝授

急速輸液はリンゲルを電子レンジで約 50 秒チンする．39～42℃ぐらいに．
急速輸血は電子レンジでチンした生理食塩水と混ぜて使用し，低体温を予防する．

■すばやい出血源検索が救命の鍵と知るべし！　胸腔，腹腔，骨盤の出血を FAST とポータブル X 線（胸部，骨盤）で超特急で見つけ，すぐに専門医を呼ぶべし！
外傷患者を受け入れる前にエコーのスイッチを入れ，ポータブル X 線の準備をしておくべし！

- FAST（Focused Abdominal Sonography in Trauma）エコー
  ➡ 心囊（心タンポナーデ），Morrison 窩・脾周囲・膀胱周囲（腹腔内出血），左右胸腔(血胸)の 6 カ所を 1〜2 分ですばやくチェック！　気管挿管を要するなら，Primary survey で気胸も探せ．IVC（下大静脈）も評価せよ
- ポータブルX線　胸部，骨盤
  ➡ 胸部 X 線；大量血胸（フレイルチェストも見よう）
  ➡ 骨盤 X 線；大量出血しそうな不安定骨盤骨折を探す

御触書

MAP を探せ：出血源を探そう！
（以前，RCC は MAP と呼んだ）

M：Massive HTX	大量血胸；胸部 X 線，超音波
A：Abdomen	腹腔内出血；超音波
P：Pelvis	骨盤腔（後腹膜腔）出血；骨盤 X 線

高位後腹膜出血は CT でないと見つからないので注意！

- Open book 型不安定骨盤骨折では簡易骨盤固定具（サムスリング，ペルビッキー）を装着する
- 不安定骨盤骨折は放射線科（IVR；TAE）と整形外科（創外固定）にコンサルト
- 60 歳以上の不安定骨盤骨折は，バイタルサインが安定していても緊急に TAE を行うこと

御触書

骨盤大量出血を示唆する骨盤X線所見
①重症骨折：Malgaigne/Open-book/側方圧迫型
②仙腸関節開大＞1 cm
③恥骨結合開大＞2.5 cm
④Cryer's criterion：2 カ所で折れ，5 mm 以上ずれている骨盤骨折

■骨盤骨折による後腹膜出血や腹腔内出血に対して，上級医の指導のもと，選択的に経皮的大動脈遮断（大動脈遮断バルーン）を使用する
■受傷3時間以内にトランサミン®を投与．1A/15 分→続いて1A/8 時間かけて

D （Dysfunction of CNS）神経

■切迫する D （GCS≦8，JCS≧Ⅱ-30）を探すべし！　脳外科医を早くコール！
■GCS≦8，脳ヘルニア所見（瞳孔不同，進行性麻痺，Cushing 徴候，経過中 GCS 2点以上低下）をいち早く見つけるべし！　多発外傷の死因の半数は頭部外傷！
■キーワードは LLL

御触書

D のすばやいチェック法「LLL」と覚えよう！

L：Light reflex	対光反射，瞳孔不同
L：Level of consciousness	意識レベル（GCS≦8，JCS≧Ⅱ-30）
L：Laterality	四肢の動きの左右差

■頭蓋内病変単独ではショックにならない！（脳幹損傷ならショックになるが，その場合は救命不能）（青本リンク Case 65）

もしショックがあれば，ショックの治療が優先される．低酸素やショックがあると頭部外傷の死亡率は3倍になってしまう．脳ヘルニアのサインがあっても ABC の安定が最優先！

間違ってもショックの患者を CT 室(死のトンネル)に連れて行くな！

■ショックの際の意識レベル低下，瞳孔所見は，正確に神経所見を反映していないことを知るべし

■ABC が安定し，切迫する D があれば，脳外科医をコールし，Secondary survey の最初に Trauma pan-scan CT へ行くべし！

E （Exposure）脱衣（Environmental control）低体温予防

■外傷患者はなるべく早く服を切って完全脱衣をする．外出血は直接圧迫

■低体温の予防を．体温測定も行う

御触書

難治性外傷性ショックの場合，以下を鑑別すること

- 出血（胸腔・腹腔・骨盤，高位後腹膜腔）
- 心タンポナーデ
- 副腎不全
- 気道/換気障害
- 緊張性気胸
- 心筋梗塞の合併
- 片肺挿管
- 急性胃拡張
- 糖尿病
- 神経原性ショック
- 薬物中毒

● Secondary survey

■ABC が安定し，切迫する D があれば真っ先に頭部 CT (Trauma pan-scan CT) へ

■AMPLE チェックと高エネルギー外傷かどうかをチェック

■頭の先から足の先まですばやく診察を．直腸診や背中の診察を忘れない（各論参照）

■忘れてならない FIXES！

F	Finger & Tubes （すべての穴に指と管を） 直腸診，耳鏡，Foley （膀胱カテーテル），NG tube （経鼻胃管）または 経口胃管
I	iv & im 輸液/輸血，抗菌薬，破傷風予防
X	X線 （胸部，骨盤）＋頸椎その他，CT
E	ECG （12誘導心電図）
S	Splint （シーネ固定）

■胃管；外傷患者に急性胃拡張は多い．換気障害を起こすことあ
　り．必要に応じて胃管を挿入 （Primary survey でも Secondary survey
　のときでもよい）

■経鼻胃管は篩骨洞天板骨折 （前頭蓋底骨折）を疑う場合は禁忌

■ Trauma pan-scan CT 適応；切迫する D，高エネルギー外傷，
　意識障害，受傷機転不明

■膀胱留置カテーテル （Foley catheter）

　以下の場合は尿道損傷を疑い，膀胱留置カテーテル挿入は禁忌

> ・陰嚢血腫
> ・尿道からの顕出血
> ・陰部外傷があり，排尿困難
> ・大きい陰部外傷
> ・骨盤骨折で尿道損傷を疑う場合
> ×直腸診での前立腺触知は難しく，信頼性低い

■直腸診を忘れない！

　ただし選択的に （意識障害，脊損疑い，骨盤周囲外傷，銃創など）

　肛門括約筋緊張の有無，直腸内出血，直腸壁連続性，骨盤骨折を
　チェック

■**大量輸血を予測…輸液で希釈性凝固障害になる前に，止血蘇生の
　ための早期輸血**

ABC（Assessment of Blood Consumption）score

Abdominal US：FAST	FAST（腹部エコー）陽性
BPs	収縮期血圧≦90 mmHg
tachy-Cardia	脈拍≧120/分
Shooting/Stabbing 刺創（Penetrating injury）	穿通性外傷（銃創／刺創）

上記 4 項目のうち，2 項目以上あれば陽性．大量輸血が必要になると予想して，早期に輸血(濃厚赤血球：凍結血漿＝1：1 の比率)開始しよう．ABC score が 2 項目以上で，大量輸血予測の感度 75％，特異度 86％

〔推奨文献〕

青本（百例帖）リンク➡ Case71（p.178）

1）一般社団法人日本外傷学会（監），日本外傷学会外傷初期診療ガイドライン改訂第 6 版編集委員会（編）：外傷初期診療ガイドライン JATEC 改訂第 6 版．へるす出版，2021．

御触書

多発外傷診療の流れのまとめ

Primary survey & Resuscitation
- ・A（C）BCDE
- ・TAF な 3X を探せ
- ・MAP を探せ⇒FAST ＆ ポータブル X 線（胸部，骨盤）
- ・切迫する D を探せ．LLL ですばやくチェック

Secondary survey
- ・ABC が安定し，切迫する D なら頭部 CT へ
- ・AMPLE と外傷メカニズム
- ・頭の先から足の先まで，前から後ろまで
- ・PAT BED 2X を探せ→39 章 p.173
- ・すべての穴に指と管を
- ・FIXES の呪文を唱える

One Point Advice

Trauma pan-scan CT

■①頭部〜頸部まで（単純撮影）➡②頭蓋底〜骨盤（造影；動脈相）➡③胸部〜骨盤（造影；平衡相）※状況に応じて適宜割愛

■切迫するDを認めるときはSecondary surveyの一番最初に撮影．それ以外はSecondary surveyの一環として必要に応じて全身MD-CTを行う

■第1段階（緊急処置の有無チェック）

FACT（Focused Assessment with CT for Trauma）…**3分以内に読影！**

①頭部CT（緊急減圧を要する頭蓋内血腫）
②大動脈（大動脈損傷，縦隔血腫）
③肺底部（肺野条件；広範囲肺挫傷，血気胸，心嚢血腫）
④一気に下がって骨盤腔（腹腔内出血）…派手な損傷に気をとられないで
⑤骨盤から脊椎を頭側へ（骨条件；骨盤骨折，後腹膜血腫）…なめるように上がる
⑥腹部から骨盤へ降りながら読影（実質臓器損傷，腸間膜血腫）…なめるように下がる

■第2段階（治療方針に影響を及ぼす病態チェック）…FACTに続いてセットで読影を
 ・血管外漏出像，偽動脈瘤
 ・その他；頭部（外傷性クモ膜下出血，頭蓋骨骨折，気脳症），顔面・頸部（顔面骨骨折，頸椎骨折，椎骨動脈損傷），体幹（肺挫傷，腹腔内遊離ガス，骨盤骨折）

■その後ゆっくり見逃しチェックの第3段階の読影を行う

Primary care Trauma Life Support

Primary Survey & Resuscitation プライマリーサーベイと蘇生術 A（C）BCDE

A：気道　　100%酸素(リザーバーマスクで15L)　気管挿管(気道閉塞、SpO2<90%、ショック、GCS≦8)
　　　　　ECG monitor, SpO2 monitor,　薬剤挿管、ビデオ、GEB、外科的気道確保

C：頸椎保護　頸椎固定→頸部痛、鎮骨以上の外傷、意識障害、中毒、他部位の激痛、多発外傷、転落・減速外傷

B：呼吸　　**TAF3X**　超致死的胸部外傷を探せ　　　※：Tracheo-bronchial inj. 気管気管支断裂

C-Tamp 心タンポナーデ	AW obst. 気道閉塞	Flail chest フレイルチェスト
T-PTX 緊張性気胸	open PTX 開放性気胸	massive HTX 大量血胸

C：循環　　①ショック同定：2本以上ライン確保、採血、血液型、クロスマッチ、骨髄輸液、低血圧容認、TXA
　　　　　②外出血の止血：圧迫止血・ターニケット、③中の出血を探す：MAP(胸・腹・骨盤)を探せ
　　MAP　M-HTX, Abdomen, Pelvis の出血源同定、早期止血術　輸液<1Lまでに輸血を
　　★ eFAST ➡心嚢、腹腔内出血(モリソン窩、脾周囲、膀胱周囲)、血胸(spinal line)、IVC、気胸(sliding, Lung point. 気管挿管前)
　　★ X線 ➡ルーチン：胸部・骨盤

D：神経 LLL 意識レベル JCS・GCS、瞳孔、左右差
　　　　切迫する **D** ➡GCS≦8、JCS≧II-30、△GCS2点以上↓、脳ヘルニア
　　　　GCS≦8→①BP 良ければ SS 最初に pan-CT、②気管挿管、③脳外コール

E：脱去、低体温予防

> **MTP 大量輸血療法**
> (RCC 8U<1hr or 20U<24hr)
> ≧2/4(FAST+,BP<90, P>120,穿通外傷)
> 濃厚赤血球(O): FFP(AB): 血小板=1:1:1
> ★Acidosis,BT↓, Coagulopathy(INR>1.5)
> 出血性ショックでは昇圧剤は使うな！
> 初期輸液は1Lまで

Secondary Survey セカンダリーサーベイ

★BP 安定+切迫する D ⇒ Secondary survey の最初で外傷 pan-CT へ

★AMPLE ヒストリー(アレルギー・薬剤・既往歴・妊娠？・最終経口摂取・受傷状況)

★外傷メカニズムチェック(車外放出、同乗者死亡、車内変形、急速減速性外傷、人 vs 車、転落>身長×2〜3倍)

★頭の先から足先まで、背中もチェック→Log roll 法(🈩骨盤骨折)　　骨盤骨折なら Flat lift 法

頭部：　頭蓋底骨折(パンダの目、髄液鼻漏・耳漏、バトルサイン、鼓膜内出血)　　★頭部外傷⇄ショック
　　　　脳ヘルニアの微候(クッシング現象:血圧↑・脈↓、瞳孔不同、意識低下、麻痺進行)→pan-CT 急げ

頸部：　圧痛、頸静脈怒張、気管偏位、皮下気腫、血管損傷
　　　　脊損→四肢対麻痺、paresthesia(針で刺すように痛い)、血圧↓・脈↓、肛門括約筋弛緩、腹式呼吸

　　　　尿量OK、四肢温かい、陰茎勃起　🈩上肢優位麻痺の中心性頸髄損傷を見逃すな

胸部：　**PAT BED2X**　致死的胸部外傷を探せ

Pulmonary c 肺挫傷	Aortic rupt. 大動脈断裂	Tracheo-bronchial d. 気管気管支断裂
Blunt cardia i. 鈍的心外傷	Esophageal d. 食道断裂	Diaphragmatic h. 横隔膜ヘルニア
2X PTX・HTX 気胸・血胸		

腹部：　①出血？②腹膜炎？　腹部エコー：eFAST 繰り返し　基本的に小さい気胸は SS で探す
　　　　腹部腹病所見が当てにならない患者に注意(意識障害、中毒、頸髄損傷、精神疾患、妊婦、小児、高齢者)

骨盤：　骨盤骨折を疑ったら X線を優先(骨盤周囲腫脹・圧痛、下肢短縮・外旋変形)　骨盤正常なら触診をしっかり
　　　　骨盤後方環骨折➡大出血(特に仙腸関節解離≧1cm)→TAE、創外固定、腹膜前パッキング
　　　　骨盤前方環骨折➡膀胱尿道損傷に注意　　骨盤骨折を見たら、対側も骨折を探せ

四肢：　変形、骨折部の末梢の血行・神経・腱チェック、関節内骨折、開放骨折
神経：　GCS、瞳孔・脳神経・筋力・感覚、腱反射　特に脳ヘルニア・左右差に注意

FIXES 外傷診療の呪文を唱えるべし

F：　Finger&Tubes すべての穴に指と管を➡直腸診、耳鏡、経鼻胃管、膀胱カテーテル
I：　iv & im　輸液、輸血、抗菌薬、破傷風予防
X：　Xp CT　➡　胸部、骨盤、頸椎3方向(正面、側面、開口位)+受傷部位　必要に応じて早期に全身 MD-CT を
E：　ECG　　12誘導心電図
S：　Splint　骨折部シーネ固定

> 受傷早期の CT では見逃すこともあり
> バイタル不安定なら CT は禁忌！

×経鼻挿管禁忌：　前頭蓋底骨折(パンダの目、髄液鼻漏)、潰れた顔面外傷
×膀胱留置カテーテル禁忌：①陰嚢血腫、②尿道出血

PTLS　　　　　　　　　　　　　　　　　　　　　　by H. Hayashi, MD.　University of Fukui

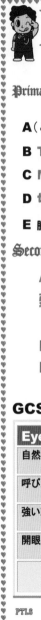

PTLS MNEMONICS

Primary Survey

A（ **&C** ）

B TAF3X

C MAP 探せ　→eFAST＆X-ray

D 切迫する D（脳ヘルニア）LLL ｛ **L**OC (Level of cons.)
Light reflex
Laterality

E 脱衣、低体温予防

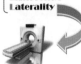

C-Tamp
AW obst.
Flail chest
T-PTX
open PTX
Massive HTX
Abdomen
Pelvis
切迫する D: LLL

Secondary Survey

AMPLE、受傷機転

頭の先から足の先まで

　　背中も忘れない

PAT BED2X

FIXES

F:	すべての穴に指と管
I:	iv, im 輸液、輸血、抗菌薬、破傷風
X:	X 線、CT
E:	ECG
S:	シーネ

GCS

Eye 開眼 (4)	Verbal 言葉 (5)	Motor 運動 (6)
自然開眼(4)	見当識良好(5) （時・人・場所）	命令に従う(6)
呼びかけで開眼(3)	錯乱状態（文章）(4) 「ここはどこなの？」	痛い場所に手を持っていく(5)
強い刺激で開眼(2)	不適当な単語(3) 「やめて」	逃避屈曲(4) 脇を開いて手が逃げる
開眼しない(1)	無意味な発声(2) 「ア〜ウ〜」	異常屈曲(3) 脇をしめて肘が屈曲
	発声なし(1)	異常伸展(2)
		反応なし

救急災害トリアージと対策

【救急災害トリアージ】

・患者の治療/搬送の優先順位を決めること, 振り分け.

　最緊急（赤）　すぐ処置を要する.

　緊急　（黄）　約2時間以内に処置を要する.

　非緊急（青）　あわてなくてもよい.

　死亡　（黒）　死亡, または救命不可能例.

・各治療区域で再度詳しくトリアージ施行し, 治療にあたる.

・トリアージは流動的なもの！　繰り返しトリアージすること！

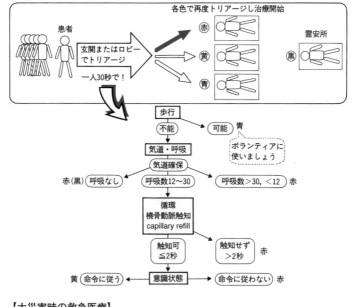

【大災害時の救急医療】

■大災害時には病院とて無事ではない！

　➡　（「何をするべきか」より, 「何ができそうか」を考える）

■大災害時の救命には最初の1時間/1日が鍵！

■Triage, Treatment, Transport を常に考えるべし.

One Point Advice

現場トリアージガイドライン

Step1
生理学的

- GCS≦13
- BPs＜90mmHg
- 呼吸数 ＜10, ＞29／分（1歳未満なら＜20）
  or 呼吸補助を要する場合

外傷センター

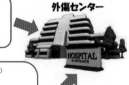

Step2
解剖学的

- 穿通性外傷（頭部, 頸部, 躯幹, 肘または膝より中枢）
- 胸郭不安定または変形（例：フレイルチェスト）
- 2本以上の長管骨骨折
- 圧挫, デグローブ, 高度変形, または脈の触知しない四肢外傷
- 手関節または足関節より近位の四肢切断
- 骨盤骨折
- 頭蓋骨骨折：開放 or 陥没
- 麻痺

Step3
受傷機転

- 墜落 成人＞6m（3F）
  　　小児＞3m（2F） or ＞身長×2～3倍
- ハイリスク自動車事故
  - 車内変形（天井も含む）＞45cm, 座席横の変形＞30cm
  - 車外放出（完全・不完全）
  - 同乗者死亡
  - 車速記録でハイリスクを疑う時
- 車 vs 人／自転車
  - 跳ね飛ばされた, 乗り上げられた, ＞30km／時
- バイク事故＞30km／時

外傷センター

Step4
その他

- 高齢者
  - 55歳以上でリスク上昇
  - BPs＜110mmHg＋65歳以上 ⇒ ショック
- 小児 小児外傷センターへの搬送が望ましい
- 抗凝固薬, 出血傾向：急速減速外傷の頭部外傷はハイリスク
- 熱傷 外傷受傷機転があれば, 外傷センター, なければ熱傷センター
- 妊婦＞20週
- 救急隊の判断

外傷の扱えるところ
or
外傷センター
メディカルコントロール
考慮

(*MMWR* **61**(RR-1)：1-20, 2012)

カルテに記載すべき事項

1：医師のアドバイスをきちんと記載すること

「悪くなったら来院」だけでは不十分．症状を記載するかハンドアウトを渡す．

フォローアップもきちんと記載する．

2：思考過程を記載すること

単純に診断名を記載するのみではなく，その診断の理由づけを記載．必ず鑑別した疾患もその根拠を記載する．特に見逃してはならない鑑別疾患はその鑑別点を記載すること．

例：心窩部痛➡R/O：心筋梗塞，虫垂炎など

腹痛➡R/O：虫垂炎，異所性妊娠，大動脈瘤解離，腸重積など

発熱➡R/O：髄膜炎，肺炎，急性喉頭蓋炎

3：患者の意見を記載する

特に医療側の治療方針に反する場合，患者が理性的に判断できる精神状態であればそのことを記載し，患者の判断を尊重する．その場合，不利益が起こる可能性とリスクに関して患者が納得した旨を記載する．

治療効果に対して，医学的でない過大な期待があればその旨を記載し，その場で明確にすること．

医療側の意見を十分理解した患者が最終的判断を下したという事実が重要．

家族がいればその内容を家族にも理解してもらい，家族が理解した旨を記載する．

重要な決定事項の場合は家族を必ず巻きこむこと．

4：決してカルテは改ざんしないこと

記載を変える場合は必ず2重線を引き，追加記載事項の横に日付を書く．

法的訴訟事態になったら決して書き換えてはいけない．カルテの提示を求められた時にはすでにコピーされていることも……．

5：感情的記載は一切避ける

患者の言動をそのまま記載する．決して独断的に患者の人格を中傷するような内容は記載しない．

6：対診したすべてのことを詳細に記載

専門医を電話で呼んでも来ない場合はそのことを記載する．電話指示のみの場合も指示した医師の名前と日時をカルテに記載する．

7：カルテは読める文字で記載する（手書きの場合）

カルテは読めなければ法的意味をなさない．カルテは患者のものであることを肝に銘じよ．

One Point Advice (青本リンク Case 92)

"寺澤流 20 秒トリアージ"

① 脈拍を触れながら，話しかける
　（一息で長く話せないなら危険）
② 顔色，頸部の静脈を診る
　（蒼白，冷や汗，座位で頸静脈が見えたら危険）
③ 呼吸の仕方を診る
　（患者に合わせて呼吸して，頻呼吸，努力呼吸なら危険）
④ 脈拍を感じる
- 体温を感じる
- 左右差を診る
- 強さで血圧を感じる
- リズムを感じる
  ・時々脈がとぶ➡期外収縮
  ・リズムは整だが早すぎて数えられない➡頻拍発作
  ・リズムも強さもめちゃめちゃ➡心房細動

One Point Advice

良好な医師-患者関係のために（訴訟を避ける）

・最初にこちらから声をかける．
・笑顔を忘れない．
・尊大な態度をとらない：敬語を使う．すべての患者に敬意を表す．診察時，足を組まない．おじいちゃん，おばあちゃんとは話しかけない．きちんと名前を呼ぶ．
・身なりを正す（白衣をマント代わりにするのはタブー）．清潔に保つ．
・患者のニーズを確実に把握する．
・正直に勝る防御はない．
・患者が帰る前に他に何か質問はないか問う．
・家族を味方につける．
・経時的経過を報告する．例：検査の項目と予想待ち時間など
・患者のために自分がいる旨を強調する．

One Point Advice

謝罪の仕方

● 謝罪によって裁判が起きることはない．むしろ，謝罪もしない医療職の
姿勢に憤って裁判が起きている可能性が高い．
● 謝罪したことで裁判で不利になることはない．

2通りの謝罪
①過誤のあるなしにかかわらず，結果が期待どおりでなかったことを謝
罪する．
②過誤がある場合には，過誤によって予後を悪化させたことを謝罪する．
①は，過誤のあるなしにかかわらず，結果が期待どおりでなかったこと
に対する謝罪で，すべての出来事で，できるだけ早く行う．
②は，GRM，病院長，事故調査委員会が過誤で予後が悪化したと判断し
た時に行う謝罪である．

寺澤流3通りの謝罪の仕方
A：過誤がないと自信がある場合
①期待どおりの結果にならなかったことを詫びる．
②今回のことが，熟練した医師が最初から診ても避けることが不可能に
近い困難な出来事だったことを説明する．
B：過誤があったかどうかが微妙な場合
①期待どおりの結果にならなかったことを詫びる．
②事故調査委員会によって検討する時間をいただきたいとお願いする．
過誤があると判断された場合には，改めて病院としての謝罪があるこ
とを告げる．
C：過誤があったとわかっている場合
①期待通りの結果にならなかったことを詫びる．
②過誤によって予後を悪化させたことを詫びる．
③今後の対応はGRM，病院長によって決められることを告げる．

和文索引

欧文索引

著者略歴

寺澤秀一（てらさわ ひでかず）
1977 年　金沢大学医学部卒業
　　　　沖縄県立中部病院
1981 年　トロント大学病院救急部
1983 年　福井県立病院救命救急センター
1999 年　福井医科大学救急部 助教授
2000 年　福井医科大学救急医学講座 教授
2002 年　福井医科大学総合診療部 教授
2003 年　福井大学医学部附属病院 副院長（〜2011）
2011 年　福井大学医学部地域医療推進講座 教授
2017 年　福井大学地域医療推進講座 特命教授
　同年　福井大学 名誉教授

林　寛之（はやし ひろゆき）
1986 年　自治医科大学医学部卒業
1988 年　町立織田病院 外科
1991 年　トロント大学病院救急部
1994 年　若狭成人病センター
1997 年　美浜町立東部診療所
1997 年　福井県立病院救命救急センター科長（〜2011 年）
2011 年　福井大学医学部附属病院救急科 総合診療部 教授
　　　　日本救急医学会専門医・指導医
　　　　日本プライマリ・ケア学会認定指導医
　　　　日本外傷学会専門医
　　　　American College of Emergency Physician
　　　　Licentiate of the Medical Council of Canada

けんしゅう い とうちょく ご はっと　　　だい なな はん　　ピットフォールと
研修医当直御法度 [第7版] エッセンシャルズ

発　行	1996年4月5日	第1版第1刷
	1998年3月5日	第1版第7刷
	1999年2月1日	第2版第1刷
	2001年2月20日	第2版第4刷
	2002年2月15日	第3版第1刷
	2006年4月10日	第3版第9刷
	2007年4月20日	第4版第1刷
	2011年4月25日	第4版第7刷
	2012年2月25日	第5版第1刷
	2015年6月25日	第5版第6刷
	2016年6月30日	第6版第1刷
	2017年4月10日	第6版第2刷
	2022年10月10日	第7版第1刷Ⓒ

著　者　寺澤秀一・林　寛之
発行者　青山　智
発行所　株式会社 三輪書店
　　　　〒113-0033 東京都文京区本郷6-17-9
　　　　本郷綱ビル
　　　　☎ 03-3816-7796　FAX 03-3816-7756
印刷所　三報社印刷 株式会社

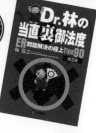

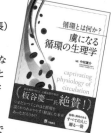